Dominik Lorenz

Wie reduziere ich Kreuzband- und Meniskusverletzungen durch den Schulsport?

Eine verletzungsprophylaktische Studie am Beispiel Fußball

Bachelor + Master
Publishing

Lorenz, Dominik: Wie reduziere ich Kreuzband- und Meniskusverletzungen durch den Schulsport? Eine verletzungsprophylaktische Studie am Beispiel Fußball, Hamburg, Diplomica Verlag GmbH 2012
Originaltitel der Abschlussarbeit: Sportartspezifische Verletzungsprophylaxe im Sportunterricht am Beispiel Fußball

ISBN: 978-3-86341-196-1
Druck: Bachelor + Master Publishing, ein Imprint der Diplomica® Verlag GmbH, Hamburg, 2012
Zugl. Freiburg, Staatliches Seminar für Didaktik und Lehrerbildung (Realschulen), Freiburg, Deutschland, Staatsexamensarbeit, 2011

Bibliografische Information der Deutschen Nationalbibliothek:
Die Deutsche Nationalbibliothek verzeichnet diese Publikation in der Deutschen Nationalbibliografie;
detaillierte bibliografische Daten sind im Internet über http://dnb.d-nb.de abrufbar.

Die digitale Ausgabe (eBook-Ausgabe) dieses Titels trägt die ISBN 978-3-86341-696-6 und kann über den Handel oder den Verlag bezogen werden.

Dieses Werk ist urheberrechtlich geschützt. Die dadurch begründeten Rechte, insbesondere die der Übersetzung, des Nachdrucks, des Vortrags, der Entnahme von Abbildungen und Tabellen, der Funksendung, der Mikroverfilmung oder der Vervielfältigung auf anderen Wegen und der Speicherung in Datenverarbeitungsanlagen, bleiben, auch bei nur auszugsweiser Verwertung, vorbehalten. Eine Vervielfältigung dieses Werkes oder von Teilen dieses Werkes ist auch im Einzelfall nur in den Grenzen der gesetzlichen Bestimmungen des Urheberrechtsgesetzes der Bundesrepublik Deutschland in der jeweils geltenden Fassung zulässig. Sie ist grundsätzlich vergütungspflichtig. Zuwiderhandlungen unterliegen den Strafbestimmungen des Urheberrechtes.

Die Wiedergabe von Gebrauchsnamen, Handelsnamen, Warenbezeichnungen usw. in diesem Werk berechtigt auch ohne besondere Kennzeichnung nicht zu der Annahme, dass solche Namen im Sinne der Warenzeichen- und Markenschutz-Gesetzgebung als frei zu betrachten wären und daher von jedermann benutzt werden dürften.

Die Informationen in diesem Werk wurden mit Sorgfalt erarbeitet. Dennoch können Fehler nicht vollständig ausgeschlossen werden, und die Diplomarbeiten Agentur, die Autoren oder Übersetzer übernehmen keine juristische Verantwortung oder irgendeine Haftung für evtl. verbliebene fehlerhafte Angaben und deren Folgen.

© Bachelor + Master Publishing, ein Imprint der Diplomica® Verlag GmbH
http://www.diplom.de, Hamburg 2012
Printed in Germany

Für meinen Vater

Inhaltsübersicht

Inhaltsübersicht I

Inhaltsverzeichnis II

Abkürzungsverzeichnis IV

Abbildungsverzeichnis V

Tabellenverzeichnis VI

1 Einleitung 1

2 Theoretische Grundlagen 4

3 Planung zur Durchführung der Unterrichtseinheit 11

4 Unterrichtspraktische Umsetzung 17

5 Reflektion der Ergebnisse 27

6 Schlussbetrachtung 34

Anhang VII

Literaturverzeichnis XVI

Dank XIX

Inhaltsverzeichnis

1 Einleitung 1

    1.1 Problemstellung und Hintergrund der Arbeit 1

    1.2 Zielsetzung und Aufbau der Arbeit 1

    1.3 Methodische Vorgehensweise 2

2 Theoretische Grundlagen 4

    2.1 Forschungsstand im Überblick 4

        2.1.1 Studie von Knobloch & Martin-Schmitt (2006) 4

        2.1.2 Studie von Liederbach et al. (2008) 4

        2.1.3 Studie von Myer et al. (2009) 5

    2.2 Krafttraining im Jugendalter und ihre Bedeutung für die Gesundheit 6

    2.3 Grundsätze für funktionelles Krafttraining mit Heranwachsenden 8

    2.4 Isokinetische Mess- und Trainingssysteme 9

        2.4.1 Der isokinetische Test 10

3 Planung zur Durchführung der Unterrichtseinheit 11

    3.1 Voraussetzungsanalyse 11

        3.1.1 Anthropogene Voraussetzungen 11

        3.1.2 Rahmenbedingungen 11

    3.2 Didaktische Überlegungen 12

        3.2.1 Stellung im Lehrplan 12

        3.2.2 Themenwahl und Themenbegrenzung 13

        3.2.3 Lernziele 13

    3.3 Methodische Überlegungen 14

    3.4 Besondere Vorüberlegungen 15

4 Unterrichtspraktische Umsetzung 17

    4.1 Verlaufsplanung 17

    4.2 Durchführung der Unterrichtseinheiten 19

        4.2.1 Einführung in das Thema 19

        4.2.2 Durchführung der Eingangsmessungen der Experimentalgruppe .. 19

        4.2.3 Durchführung der Eingangsmessung der Kontrollgruppe 21

        4.2.4 Oberschenkeltraining I 22

        4.2.5 Oberschenkeltraining II – X 23

        4.2.6 Durchführung der Ausgangsmessungen 25

        4.2.7 Besprechung der Messergebnisse und Feedbackeinholung 26

    4.3 Besondere Vorkommnisse während der Durchführung 26

5 Reflektion der Ergebnisse 27

    5.1 Auswertung und Bewertung der Messergebnisse 27

        5.1.1 Die Interventionsgruppe 27

        5.1.2 Die Kontrollgruppe 30

    5.2 Bewertung der Umsetzung der Unterrichtseinheit 31

    5.3 Auswertung der Feedbackzielscheibe 32

    5.4 Weiterführung der Unterrichtseinheit als Projekt 32

6 Schlussbetrachtung 34

    6.1 Kritik und Würdigung der eigenen Untersuchungsmethode 34

    6.2 Ausblick 34

Abkürzungsverzeichnis

Aufl., 2. Aufl.	Auflage
MWS	Max-Weber-Schule
EG	Experimentalgruppe
Hrsg.	Herausgeber
iM	isokinetische Messung
IG	Interventionsgruppe
KG	Kontrollgruppe
o.g.	oben genannt
Red.	Redation
S.	Seite
unveröff.	unveröffentlicht
VG	Vergleichsgruppe
vgl.	vergleiche
VKB	vorderes Kreuzband
WGE	Wirtschaftsgymnasium Eingangsklasse

Abbildungsverzeichnis

Abbildung 1: Aufwärmen und Messung der EG am 21.09.2010 21

Abbildung 2: Aufwärmen und Messung der KG am 23.09.2010 22

Abbildung 3: Ausschnitte der Stunde vom 05.10.2010 23

Abbildung 4: Ausschnitte der Stunde vom 16.11.2010 24

Abbildung 5: Ausschnitte der Stunde vom 23.11.2010 25

Abbildung 6: Ausschnitt der Stunde vom 14.12.2010 25

Abbildung 7: Mittelwerte der Eingangs- und Ausgangsmessung der EG 29

Abbildung 8: Mittelwerte der Eingangs- und Ausgangsmessung der EG 29

Tabellenverzeichnis

Tabelle 1: Tabellarischer Stundenverlauf über den Dokumentationszeitraum 18

Tabelle 2: t-Test bei verbundenen Stichproben: Ein- und Ausgangsmessung der EG 28

Tabelle 3: t-Test bei verbundenen Stichproben: Ein- und Ausgangsmessung der KG 30

1 Einleitung

1.1 Problemstellung und Hintergrund der Arbeit

Die Inzidenz einer vorderen Kreuzbandruptur ist im Alter von 15 bis 30 Jahren am höchsten, da sich dies als das sportintensivste Altersintervall darstellt. Nitsch schreibt, dass „Frauen [...] eine bis zu achtmal höhere Verletzungsrate als Männer aufweisen. [Außerdem geht] jede dritte Kreuzbandverletzung zeitgleich mit einer Meniskusverletzung einher, auch die Begleitverletzungen von [anderen] Bändern und Gelenkknorpel sind häufig."[1]

Gerade Fußball stellt eine Paradesportart dar, bei der selbstverschuldete Kreuzbandverletzungen an der Tagesordnung sind. Interessanterweise treten Verletzungen des vorderen Kreuzbandes (VKB) zu über 70% ohne Fremdeinwirkung auf. Ursächlich hierfür ist eine muskuläre Dysbalance der Oberschenkelmuskulatur: Die ischiocrurale Muskulatur ist im Verhältnis zur Quadriceps-Muskulatur zu schwach. Dies führt dazu, dass bei plötzlichen Richtungsänderungen oder Stoppbewegungen die benötigte Kraft der Oberschenkelrückseite (Hamstrings) zu schwach ist, um das Gelenk in seiner Position zu halten. Es kann hierdurch zu Kreuzband- und Meniskusrupturen kommen.

Um diesem Phänomen entgegenzuwirken, ist eine allgemeine Kraftzunahme der Oberschenkelmuskulatur, insbesondere der ischiocruralen Muskulatur, wünschenswert. Wenn es durch den Schulsport gelänge, einen signifikanten Kraftzuwachs der Hamstring-Muskulatur (ischiocrurale Muskulatur) im Vergleich zur Quadriceps-Muskulatur zu erreichen, wären verletzungsprophylaktische Effekte in Bezug auf Kreuzbandrupturen zu erwarten. Vor diesem Hintergrund und der Tatsache, dass die Max-Weber-Schule Freiburg eine *Eliteschule des Fußballs* ist, wurde als Titel der Dokumentationsarbeit „Sportartspezifische Verletzungsprophylaxe im Sportunterricht am Beispiel Fußball" gewählt.

1.2 Zielsetzung und Aufbau der Arbeit

Ziel dieser Arbeit ist es, die Effekte eines dreimonatigen Oberschenkeltrainings im Schulsport zu erforschen. Es sollen Erkenntnisse darüber gewonnen werden, ob durch ein wöchentliches, jeweils 25-minütiges Training signifikante Zuwächse in der Quadriceps-Muskulatur bzw. der ischiocruralen Muskulatur erzielt werden können. Außerdem soll überprüft werden, inwieweit sich Unterschiede bei der Entwicklung der weiblichen Experimentalgruppe (n = 15) im Vergleich zur männlichen Kontrollgruppe (n = 15) einstellen. Daraus ergeben sich folgende Forschungsfragen, die im Rahmen dieser Arbeit beantwortet werden sollen:

---

[1] Nitsch (2010), o. S.

Hat dreimonatiges, wöchentlich durchgeführtes, oberschenkelspezifisches Krafttraining von ca. 25 Minuten bei weiblichen Jugendlichen im Alter von 16 bis 18 Jahren (Wirtschaftsgymnasium Eingangsklasse) einen signifikanten Einfluss auf die Kraftzunahme der Hamstrings bzw. des Quadriceps? Wenn ja, welche verletzungsprophylaktischen Folgen lassen sich hierdurch ableiten und welche Implikationen ergeben sich für die Praxis, insbesondere für den Schulsport?

Um diese Fragen beantworten zu können, bedarf es der Klärung folgender Punkte:

- Wie lässt sich der Ist-Zustand der Experimentalgruppe (EG) und der Kontrollgruppe (KG) objektiv überprüfen?
- Mit welchen Übungen lässt sich eine Kraftzunahme der o.g. Muskelgruppen erreichen?
- Wie lässt sich der Zustand der beiden Gruppen nach der Trainingsphase objektiv messen?

1.3 Methodische Vorgehensweise

Im theoretischen Teil dieser Arbeit wird ein kurzer Überblick über den aktuellen Forschungsstand gegeben. Isokinetische Mess- und Trainingssysteme werden vorgestellt. Weiterhin wird geklärt, wie sich Krafttraining auf die Gesundheit auswirkt, und ob Krafttraining im Jugendalter sinnvoll ist. Außerdem wird auf Gesundheitserziehung und Verletzungsprophylaxe durch den Sportunterricht eingegangen, bevor einige Grundsätze für funktionelles Krafttraining mit Jugendlichen geschildert werden.

Anschließend wird die Planung und Durchführung der Unterrichtseinheit geschildert. Es folgt eine Beschreibung der unterrichtspraktischen Umsetzung und die Reflektion der Ergebnisse. Diese beinhaltet neben der Stundenbeschreibung auch einen empirischen Teil. Hier wird kurz auf den Ist-Zustand der Maximalkraftwerte der Oberschenkelmuskulatur der Experimentalgruppe (n=15) und der Kontrollgruppe (n=15) eingegangen. Nachfolgend wird die dreimonatige unterrichtspraktische Durchführung des oberschenkelspezifischen Krafttrainings geschildert und bewertet. Abschließend werden die Effekte des Krafttrainings in einer Ausgangsmessung überprüft und kritisch hinterfragt.

Die empirische Untersuchung teilt sich in folgende Phasen auf:

- Phase 1: Eingangsmessung der Maximalkraftwerte der EG am 21.09.2010 und der der KG am 24.09.2010 in der Mooswaldklinik Freiburg.
- Phase 2: Ausgangsmessung der Maximalkraftwerte der KG am 16.12.2010 und der EG am 21.12.2010 in der Mooswaldklinik Freiburg.
- Phase 3: Auswertung und Deutung der Ergebnisse der Messergebnisse mittels SPSS.

- Phase 4: Zusammenfassung der Ergebnisse und kritische Diskussion. Implikationen für die Praxis werden herausgearbeitet, d.h. Aussichten und Chancen des Krafttrainings im Schulsport in Bezug auf die allgemeine Gesundheit und Fitness der Jugendlichen und auf verletzungsprophylaktische Effekte für aktive Fußballerinnen und Fußballer. Weiterhin werden Verbesserungsvorschläge für die eigene Untersuchungsmethode erläutert.

Die Ergebnisse werden in der Schlussbetrachtung hinterfragt und kritisch bewertet.

2 Theoretische Grundlagen

2.1 Forschungsstand im Überblick

Knobloch und Martin-Schmitt schreiben, dass es Hinweise auf die häufigere Verletzung des Kniegelenks bei Fußballerinnen im Vergleich zu ihren männlichen Kollegen gibt. Die beiden Autoren berufen sich auf Bjordal et al., welche 1997 herausfanden, dass das Risiko für eine VKB bei Junioren für Mädchen 5,4-mal höher als für Jungen gleichen Alters liegt.[2] Als Ursachen nennen sie sind unter anderem Trainingsdefizite, Muskelschwäche, Dysbalance zwischen Kraft und Mobilität, Ermüdung der Muskulatur und aerobe Schwächen.

Im Folgenden werden drei aktuelle Studien und deren Ergebnisse kurz zusammengefasst und kritisch hinterfragt. Anschließend werden Gemeinsamkeiten und Widersprüche der Studien beleuchtet.

2.1.1 Studie von Knobloch & Martin-Schmitt (2006)

Knobloch und Martin-Schmitt erfassten ab der Saison 2003/2004 bei 24 Fußballspielerinnen der ersten Frauenmannschaft des FC Bayern München alle Verletzungen, die zu mindestens einer Spielpause führten. Ab der Winterpause 2003 absolvierten die Spielerinnen zusätzlich zu ihrem regulären Training koordinatives und propriozeptives Training. Über den Saisonbereich hinweg konnte eine deutliche Leistungssteigerung beobachtet werden. Weiterhin sank die Anzahl der leichteren Muskelverletzungen sowie schwereren Muskelverletzungen signifikant. Die Anzahl der VKB-Verletzungen konnten seit Beginn des propriozeptiven Trainings vollständig verhindert werden.

Kritik und Würdigung:

Propriozeptives Training ist gut dazu geeignet, die Rate von Muskel- und Bänderverletzungen, die zu einer Spielpause führen, zu reduzieren. Schwere Muskelverletzungen konnten in vorliegender Studie sogar vollständig verhindert werden. Allerdings sind weitere Studien vonnöten, welche die Übungen und deren Einfluss auf die Verletzungen standardisiert überprüfen.

2.1.2 Studie von Liederbach et al. (2008)

In der Studie "Incidence of Anterior Cruciate Ligament Injuries among Elite Ballet and Modern Dancers" untersuchten Liederbach et al. den Zusammenhang von VKB-Verletzungen und Ermüdung bei Balletttänzern. Von 298 Tänzern zogen sich zwölf innerhalb von fünf Jahren eine Ruptur des VKBs zu. Es zeigte sich, dass circa 67% der Verletzungen gegen Abend und 75% der Verlet-

---

[2] Vgl. Knobloch (2006), S. 26.

zungen gegen Ende der Saison auftragen.[3] Als Ursache für diese Verteilung wurde der Einfluss von Ermüdung und von Erschöpfung auf die neuromuskuläre Gelenkskontrolle gesehen.

Kritik und Würdigung:

Die Ergebnisse zeigen, dass Rupturen des VKBs ohne Fremdeinwirkung durch eine ermüdete Muskulatur begünstigt werden. Bis dato ist diese Studie allerdings die einzige, die auf einen Zusammenhang zwischen spezifischem Zeitpunkt und dem Auftreten von VKB-Verletzungen hinweist.[4] Da sich die Verletzungen in dem oben aufgeführten Zeitraum hauptsächlich abends bzw. gegen Saisonende ereigneten, sind Zusammenhänge zwischen Belastungsdauer und dem Auftreten von Verletzungen wahrscheinlich. Der Faktor Ermüdung ist demnach als möglicher Risikofaktor bei Verletzungen zu berücksichtigen.

2.1.3 Studie von Myer et al. (2009)

In der Studie "The Relationship of Hamstrings and Quadriceps Strength to Anterior Cruciate Ligament Injury in Female Athletes" wurde die Hypothese aufgestellt, dass bei weiblichen Athletinnen mit Verletzungen des vorderen Kreuzbandes (FACL[5]) im Vergleich zur weiblichen Kontrollgruppe ohne Verletzungen (FC[6]) und männlichen Kontrollgruppe ohne Verletzungen (MC[7]) die Maximalkraft der Kniebeuger (ischiocrurale Muskulatur) verringert und die Maximalkraft der Kniestrecker (Quadricepsmuskulatur) vergrößert ist.

Es stellte sich heraus, dass bei Verletzungen des VKB ohne Fremdeinwirkung die ischiocrurale Muskulatur der 16 Fußball- und sechs Basketballspielerinnen (FACL) im Vergleich zur MC signifikant schwächer waren. Die FC unterschied sich nicht von der MC bezüglich der ischiocruralen Muskulatur. Umgekehrt unterschieden sich die FACL nicht im Vergleich zur MC in der Maximalkraft der Quadricepsmuskulatur und die FC zeigten eine verringerte Maximalkraft der Quadricepsmuskulatur relativ zur MC.

Kritik und Würdigung:

Die Ergebnisse dieser Studie belegten, dass weibliche Athletinnen mit VKB-Rupturen zum einen verringerte ischiocrurale Maximalkräfte im Vergleich zur männlichen Kontrollgruppe entwickeln konnten, zum anderen aber keine verringerte Maximalkräfte der Quadricepsmuskulatur vorlag. Im Gegensatz dazu zeigten weibliche Athletinnen ohne VKB-Verletzung reduzierte Quadriceps-Maximalkräfte und gleiche ischiocrurale Maximalkräfte im Vergleich zur männlichen Kontrollgruppe.

---

[3] Vgl. Liederbach et al. (2008), S. 1779.
[4] Gehring (2009), S. 108.
[5] FACL = female anterior cruciate ligament
[6] FC = female control group
[7] MC = male control group

Gezielte Interventionen, welche die relative Maximalkraft der ischiocruralen Muskulatur vergrößern, könnten zu einem beachtlichen Rückgang des Verletzungsrisikos und zu einer Leistungssteigerung bei Sportlerinnen führen.

Zusammenfassung der Studien:

Betrachtet man die wissenschaftliche Forschung zur Ursachenentstehung von Kniegelenksverletzungen, so ist festzustellen, dass zum einen der Faktor Geschlecht, zum andern der Faktor Ermüdung bzw. Erschöpfung eine zentrale Rolle gespielt hat. Weiterhin können mangelndes propriozeptives und koordinatives Training, muskuläre Dysbalancen, sowie „Unterschiede in der Kniegelenksmechanik und der neuromuskulären Gelenkstabilisation"[8] eine Ruptur des VKBs ohne Fremdeinwirkung bei Frauen begünstigen. Die Studie von Myer et al. belegt, dass gezielte Interventionen der ischiocruralen Muskulatur das Verletzungsrisiko selbstverschuldeter Kreuzbandverletzungen minimiert.

2.2 Krafttraining im Jugendalter und ihre Bedeutung für die Gesundheit

In den letzten Jahren ist in den Industrienationen zum einen die Lebenserwartung gravierend gestiegen, zum anderen nimmt allerdings auch die Krankheitsanfälligkeit mit wachsendem Alter zu. Eine Progression chronisch und degenerativ verlaufende Krankheiten ist auch zunehmend bei jüngeren Altersgruppen festzustellen.[9] Die Folgen sind unter anderem Einbuße von Lebensqualität, Ausfall von Erwerbstätigkeit, und Kostenanstieg im Gesundheitswesen. Um die o.g. Krankheiten auf ein Minimum zu reduzieren, sollten – bevor es überhaupt zum Krankheitsausbruch kommt – präventive Maßnahmen ergriffen werden. Zimmermann schreibt:

> „Ziel der Prävention […] ist es, Krankheiten zu verhindern oder, positiv formuliert, gesunde Lebensjahre zu gewinnen. Das Risiko, in künftigen Lebensjahren zu erkranken, sollte möglichst stark gesenkt werden. Nicht nur die Verlängerung des Lebens schlechthin, sondern vor allem das „gesunde Altern" und damit die Steigerung der Lebensqualität ist das Anliegen der Prävention […]."[10]

Ein langes und gesundes Leben setzt voraus, dass die Grundsteine hierfür bereits im Jugendalter gelegt worden sind. Nur wer im jüngeren Alter Reserven und Fähigkeiten aufbaut, wird im Alter in der Lage sein, auf diese zurückzugreifen.

Der gesundheitliche Stellenwert eines Krafttrainings mit Erwachsenen ist unumstritten. Die Ergebnisse wissenschaftlicher Studien haben einen großen Beitrag zur gesellschaftlichen Anerkennung geleistet. Krafttraining mit Heranwachsenden wird jedoch oftmals kritisch beäugt und

---

[8] Gehring (2009), S. 100.
[9] Vgl. Zimmermann (2000), S. 9.
[10] Zimmermann (2000), S. 9.

stereotypische, sowie pauschalisierte Behauptungen reichen von einem geringen Nutzen „bis hin zur Beeinträchtigung des Wachstums und einer erhöhten Verletzungsanfälligkeit."[11] Studien, welche Verletzungen der Epiphysen nach oder während eines kontrollierten sowie dosierten Krafttrainings mit Jugendlichen nachweisen, existieren nicht.[12]

Reuter weist auf mögliche Risiken des Krafttrainings bei Heranwachsenden hin, beispielsweise die reduzierte Belastbarkeit des passiven Bewegungsapparates und eine damit einhergehende Gefährdung der Epiphysenfugen.[13] Wenn einige Grundsätze jedoch beachtet werden, überwiegt die Vielzahl der Chancen bei Weitem. Im Folgenden wird kurz auf einige positive physiologische Effekte von Krafttraining bei Jugendlichen eingegangen.

Moderates Krafttraining führt gemäß Reuter zu einem Anstieg von HDL-Lipoproteinen.[14] Somit sind positive Wirkungen auf die Blutfettwerte gegeben. Auch fanden Faigenbaum et al. heraus, dass sich der Blutdruck Jugendlicher in Ruhe nach etwa dreimonatigem Krafttrainingsprogramm verminderte oder zumindest gleich blieb.[15] Ein weiterer positiver Effekt ist die Verbesserung der kardiorespiratorischen Fitness. Die Jugendlichen können außerdem von einer guten Körperhaltung mit muskulär stabilisierten Gelenken profitieren.

Nachgewiesen sind überdies positive Effekte auf das Knochenwachstum. Reuter führt an, „dass durch Krafttraining im Kindes- und Jugendalter die Entwicklung der Knochen positiv beeinflusst wird und so größere Belastungen des passiven Bewegungsapparates besser toleriert werden können."[16] Regelmäßig durchgeführtes Krafttraining – sofern die Häufigkeit und Intensität moderat bleibt – kann über einen längeren Zeitraum das Knochenwachstum fördern.[17] Es kommt zu einer höheren Knochendichte, welche osteoroseprophylaktische Auswirkungen mit sich bringen. Krafttraining kann zudem die sportmotorischen Fähigkeiten, sowie die allgemeine Leistungsfähigkeit verbessern.

Reuter verweist auf Henja et al., welche herausfanden, dass Sportler, die ein regelmäßiges Krafttraining durchführen, ein geringeres Verletzungsrisiko aufweisen als Sportler ohne ein begleitendes Krafttraining.[18] Reuter berichtet des Weiteren, dass ein signifikant niedrigeres Verletzungsrisiko im Kniegelenk bei Fußballspielern von High-School Mannschaften auftrat, die ein Krafttraining absolvierten.[19] American College of Sports and Medicine bestätigt diese Ergebnisse

---

[11] Schiffer et al. (2010), S. 31.
[12] Vgl. Schiffer et al. (2010), S. 31.
[13] Vgl. Reuter (2003), S. 61.
[14] Vgl. Reuter (2003), S. 57.
[15] Vgl. Faigenbaum et al. (1993), S. 345.
[16] Reuter (2003), S. 58.
[17] Vgl. Reuter (2003), S. 60.
[18] Vgl. Henja et al. (1982), S. 28.
[19] Vgl. Reuter (2003), S. 60.

und argumentiert, dass ein Krafttrainingsprogramm geeignet ist, das Verletzungsrisiko bei Jugendlichen nachhaltig zu minimieren.[20]

Neben den bereits aufgeführten positiven gesundheitsbezogenen Adaptionen werden durch Krafttraining eine Verbesserung der Innervationsfähigkeit der Skelettmuskulatur und eine Erweiterung des Energiepotentials der Muskulatur – bedingt durch eine Vergrößerung des Muskelquerschnitts – erzielt.[21] Ferner hat Krafttraining eine rehabilitative und psychische Bedeutung für die Entwicklung von Jugendlichen. Neben der Wiederherstellung von muskulärer Leistungsfähigkeit nach Verletzungen kommt es gewöhnlich zu einer Verbesserung der Körperwahrnehmung und einer Steigerung des Selbstwertgefühls.

Schiffer et al. unterstreichen den Nutzen eines kontrollierten und adäquaten Krafttrainings bei Jugendlichen, eine gute Ausbildung der Trainer bzw. Sportlehrer vorausgesetzt.[22]

2.3 Grundsätze für funktionelles Krafttraining mit Heranwachsenden

Wie bereits oben beschrieben, spricht nichts gegen ein moderat durchgeführtes Krafttraining mit Jugendlichen. In der Literatur finden sich einige Grundsätze für ein Krafttraining mit Heranwachsenden. Diese Gestaltungsempfehlungen sind allerdings oft nur sehr allgemein formuliert. Es wird darauf eingegangen, dass die Übungsausführung richtig demonstriert werden muss und ein zielgerichtetes Aufwärmen erfolgen soll. Auch sollen Fehlbelastungen des Bewegungsapparates, Ausgleichsbewegungen, ruckartige und schwungvolle Bewegungen, Pressatmung und eine abrupte Belastungssteigerung vermieden werden. Das Training soll ständig beaufsichtigt werden und die Bewegungsgeschwindigkeit, mit der die jeweiligen Übungen durchgeführt werden, soll möglichst gleichmäßig sein.[23]

Boeckh-Behrens und Buskies unterscheiden beim gesundheitsorientierten Fitness-Krafttraining zwei Varianten: die kraftausdauerorientierte und die muskelaufbauorientierte Variante[24]. Letztere ist stärker dazu geeignet, Muskelmasse aufzubauen. Allerdings fordert sie auch eine höhere Belastungsintensität und eine geringere Wiederholungszahl. Gerade im Anfängertraining scheint es aus Gründen der Überbeanspruchung sinnvoll, die erstgenannte Variante zu wählen. Hier wird mit einer größeren Wiederholungszahl und geringerer Intensität trainiert. Boeckh-Behrens und Buskies verweisen auf ein sogenanntes sanftes Krafttraining, welches „zu großen Verbesserungen in der Maximalkraft und Kraftausdauer [führt]. Die einzelne Trainingsserie wird hierbei nicht wie im

---

[20] Vgl. American College of Sports and Medicine (1993), S. 1.
[21] Vgl. Zimmermann (2000), S. 26.
[22] Vgl. Schiffer et al. (2010), S. 33.
[23] Vgl. Weineck (2010), S. 378.
[24] Vgl. Boeckh-Behrens et al. (2005), S. 47.

herkömmlichen Training bis zur letztmöglichen Wiederholung […] durchgeführt, sondern deutlich vorher abgebrochen."[25]

2.4 Isokinetische Mess- und Trainingssysteme

Da im Rahmen dieser Arbeit objektive Messungen der Maximalkraftwerte mithilfe isokinetischer Verfahren durchgeführt wurden, wird nun kurz auf isokinetische Mess- und Trainingssysteme eingegangen.

Der Begriff „Isokinetik" stammt aus dem Griechischen und wird übersetzt mit iso = gleich und kinesis = Bewegung, womit eine gleichbleibende Bewegungsgeschwindigkeit während der Ausführung einer Bewegung gemeint ist.[26] Die ersten isokinetischen Test- und Trainingssysteme wurden von James Perrine in den siebziger Jahren entwickelt und spielen seitdem eine wichtige Rolle in Sport und Therapie.

Herkömmliches Gewichtstraining, z.B. mit Hanteln, ist dadurch gekennzeichnet, dass mit einer fixen Gewichtsbelastung eine Bewegung mit einer unbekannten Bewegungsgeschwindigkeit durchgeführt wird. Bei einer isokinetischen Trainingsform wird mit einer konstanten, vorher festgelegten Bewegungsgeschwindigkeit gearbeitet, bei der sich der Widerstand stets der momentan möglichen Kraftentwicklung des Muskels anpasst.[27] Der Widerstand, der durch den Isokinet aufgebaut wird, passt sich zu jedem Zeitpunkt der Bewegung der physiologischen Kraft des Muskels an. Hierdurch kann eine optimale muskuläre Auslastung erreicht werden.

Außerdem bieten isokinetische Messverfahren die Möglichkeit, standardisierte, objektive, reliable und valide Testergebnisse zu gewinnen. Aus diesem Grund findet die Isokinetik Anwendung in der „diagnostischen Objektivierung von Muskeldefiziten und Muskeldysbalancen."[28] Der Haupteinsatzbereich besteht heutzutage neben medizinischer Kraftdiagnostik und der Unterstützung der Physiotherapie auf sportwissenschaftlichem und trainingsbegleitendem Gebiet. Die isokinetische Messmethodik bietet „eine gute Möglichkeit, bei isolierten Bewegungen einzelner Muskelgruppen Defizite der Maximalkraftentwicklung zu objektivieren, die anschließend therapiert werden können".[29]

Die Möglichkeit der Erfassung von Muskeldefiziten und Muskeldysbalancen besteht in der Berechnung von Quotienten und der Darstellung von Relationen der reziproken, d.h. der wechselseitigen Muskulatur eines Gelenks. Eine Vielzahl der bekannten Studien beschäftigte sich mit dem Verhältnis zwischen Quadriceps- und Ischiocruralmuskulatur. „Als physiologisch wurde ein Verhältnis von

---

[25] Boeckh-Behrens et al. (2005), S. 48-49.
[26] Vgl. Froböse (2003), S. 81.
[27] Vgl. Hünig (2007), S. 3.
[28] Felder (1999), S. 50.
[29] Vgl. Felder (1999), S. 51.

Kniebeuger- zu Kniestreckmuskulatur zwischen 0.6 und 0.7 unter isometrischen [...] Bedingungen angesehen. [Allerdings ist die Interpretierbarkeit dieses Verhältnisses] zurückhaltend zu beurteilen, da die Quotienten einer hohen interindividuellen Variabilität und der verwendeten Winkelgeschwindigkeit unterliegen."[30]

2.4.1 Der isokinetische Test

Der isokinetische Test wird normalerweise mit einer Testgeschwindigkeit von 60°/sec durchgeführt. Hier soll eine Aussage über die Möglichkeit der Maximalkraftentwicklung getätigt werden. Die Qualität der Bewegungsausführung stellt sich in der Reproduzierbarkeit der Drehmomentkurven, auch physiologische Kraft-Verlaufs-Kurven genannt, dar. Das gemessene maximale Drehmoment stellt sich als höchste Amplitude der Drehmomentkurve dar, der der entsprechende Gelenkwinkel zugeordnet wird. Weiterhin gibt der Quotient Drehmoment durch Körpergewicht die Maximalkraft in Beziehung zum Körpergewicht an (Relativkraft) und erlaubt eine Beurteilung der erreichten Maximalkraft im Gegensatz zum Drehmomentmaximum.

Ein wichtiger Messwert ist das Kraftverhältnis des Agonisten zum Antagonisten. Das maximale Drehmoment der physiologisch kräftigeren Muskelgruppe gilt als 100%, die physiologisch schwächere Muskelgruppe wird als Prozentsatz davon ausgedrückt. Bei Winkelgeschwindigkeiten von 60°/sec gilt ein Quotient von ca. 65% als normal, d.h. die Kraft der Flexoren beträgt etwa zwei Drittel der Kraft der Extensoren.[31]

Außerdem lassen sich aus dem isokinetischen Test die verrichtete Arbeit, die Leistung, die Beschleunigungsenergie und die Ausdauerkapazität ermitteln. Diesen wird allerdings bei der Interpretation der Messergebnisse keine Beachtung geschenkt. Alle aufgeführten Parameter werden im Rechts-Links-Vergleich dargestellt, so dass die Defizite im Seitenvergleich numerisch wie grafisch abgelesen und interpretiert werden können.

---

[30] Vgl. Felder (1999), S. 52.
[31] Vgl. Hünig (2007), S. 9.

3 Planung zur Durchführung der Unterrichtseinheit

3.1 Voraussetzungsanalyse

3.1.1 Anthropogene Voraussetzungen

An der Max-Weber-Schule in Freiburg wird das Fach Sport je nach Klassengröße und deren Zusammensetzung von Jungen und Mädchen entweder koedukativ oder nach Geschlechtern getrennt unterrichtet. Da für die Studiendurchführung und vor allem für die Analyse der Messergebnisse eine gleichgeschlechtliche Gruppe von Vorteil ist, wurde zu Beginn des Schuljahres die Sportgruppe in eine 16-köpfige Mädchengruppe aufgeteilt. Die Lerngruppe reduzierte sich bereits nach der ersten Schulwoche auf 15 Schülerinnen, da eine Schülerin die Schule nach dem Erhalt eines Ausbildungsplatzes verließ.

Entwicklungsstand und Leistungsvermögen der Schülerinnen sind relativ homogen, ihr Sportinteresse als auch ihr Engagement sind durchweg als positiv zu bewerten. Alle Schülerinnen zeigen am gesundheitsorientierten Krafttraining großes Interesse und Leistungsbereitschaft. Eventuell auftretende Probleme mit einer übergewichtigen Schülerin konnten bereits zu Beginn des Schuljahres ausgeräumt werden: sie hat als Einzige beim Ausfüllen eines Fragebogens („Erwartungen an den Sportunterricht") Krafttraining als ihre Wunschdisziplin angegeben. Die Schülerinnen sind äußerst diszipliniert, aufmerksam und motiviert. Auch ihre sozialen Kompetenzen sind als sehr ausgereift zu beurteilen: die Schülerinnen gehen tolerant und respektvoll miteinander um. Nach einer kurzen Kennenlernphase haben sich die Mädchen schnell aneinander gewöhnt. Eine Schülerin der WGE3 mit Migrationshintergrund wurde sofort und problemlos in die Gruppe integriert. Eine Grüppchenbildung war bisher nicht zu beobachten.

3.1.2 Rahmenbedingungen

In der zweiten Woche nach Schuljahresbeginn wurden isokinetische Eingangsmessungen an der Mooswaldklinik durchgeführt: am 21.09.2010 für die Experimentalgruppe (EG) und am 24.09.2010 für die Kontrollgruppe (KG). Hierzu musste von der Direktion eine Genehmigung[32] eingeholt werden, damit die Messungen als schulische Veranstaltung gelten und die Schülerinnen und Schüler, sowie die Lehrkraft versichert sind. Außerdem wurde die Einverständniserklärung der Eltern[33] über die Teilnahme deren Kinder an der Studie eingefordert.

Die folgenden Sportstunden fanden in den angrenzenden Sporthallen der MWS statt. Die Sportanlage der MWS besteht aus einer größeren und einer kleineren Halle. Da die WGE3 zum Schuljahresbeginn in zwei Gruppen aufgeteilt wurde und der Sportunterricht beider Gruppen zeitgleich stattfand, war eine Absprache mit dem anderen Fachlehrer notwendig. Die beschränkten Räum-

---
[32] Vgl. Anlage 4.
[33] Vgl. Anlage 1.

lichkeiten verursachten jedoch keinerlei Probleme, abgesehen von einem organisatorischen Mehraufwand, da Krafttraining selbst auf engem Raum durchgeführt werden kann.

Da die MWS nur bedingt mit Lang- und Kurzhanteln, Pezzibällen, Thera-Bändern, etc. ausgestattet ist, mussten einige Utensilien ausgeliehen oder selbst von der Lehrkraft mitgebracht werden. Außerdem bedurfte es einer zeitlichen Umstellung der eigentlichen Planung, da zwei der 15 Schülerinnen in Elzach wohnen. Sie haben wegen dem langen Anfahrtsweg von der Direktion eine Sondergenehmigung erhalten und durften zehn Minuten nach Stundenbeginn erscheinen. Da alle Schülerinnen an dem oberschenkelspezifischen Krafttraining teilnehmen sollten, wurde das Krafttraining immer erst zehn Minuten nach Unterrichtsbeginn gestartet. Die Ausgangsmessungen der Maximalkraftwerte des Oberschenkels wurden wieder in der Mooswaldklinik Freiburg durchgeführt. Sie fanden für die KG am 16.12.2010 und für die EG am 21.12.2010 statt. Da die Messung den ganzen Tag dauerte, konnten einige Schülerinnen und Schüler an Teilen des regulären Unterrichts nicht teilnehmen. Die betroffenen Lehrer wurden hierüber in Kenntnis gesetzt.[34]

3.2 Didaktische Überlegungen

3.2.1 Stellung im Lehrplan

In den Vorbemerkungen des Lehrplans Sport für das berufliche Gymnasium der sechs- und dreijährigen Aufbauform wird dem Sportunterricht einen „unersetzlichen Beitrag zur Gesundheitserziehung und zum individuellen Wohlbefinden"[35] beigemessen. Außerdem leistet er einen unverzichtbaren Beitrag zur ganzheitlichen Bildung, Erziehung und Persönlichkeitsentfaltung. Weiterhin werden soziale Verantwortung und Verständnis übergeordneter Zusammenhänge durch die Vermittlung von Fachkenntnissen im Sportunterricht geschult. Durch den Schulsport werden Schülerinnen und Schüler ermutigt, sich „Ziele zu setzen und diese [...] auch zu erreichen"[36]. Dem Lehrplan sind drei primäre fachspezifische Ziele zu entnehmen: Das Erreichen eines verantwortungsvollen Umgangs mit der eigenen Körperlichkeit, die Stärkung des Gesundheitsbewusstseins und der Leistungsbereitschaft, sowie die Unterstützung „bei der Suche nach einem Weg zu lebensbegleitendem Sporttreiben"[37]. Die Schülerinnen und Schüler sollen also *zum* Sport und *durch* den Sport erzogen werden.

Das durchgeführte Krafttraining der Oberschenkel zur Verletzungsprophylaxe ist für die Schülerinnen absolutes Neuland. Gerade dies bietet eine einzigartige Chance, die Schülerinnen zu einem lebenslangen Sporttreiben zu bewegen, indem ihnen die Notwendigkeit dessen bewusst gemacht wird. Sportunterricht soll die körperliche, emotionale und geistige Entwicklung fördern. Die dabei zu berücksichtigenden übergeordneten Lernziele sind in sechs pädagogische Perspektiven zusam-

---
[34] Vgl. Anlage 3.
[35] Vgl. Ministerium für Kultus, Jugend und Sport Baden-Württemberg (2008), S. 2.
[36] Vgl. Ministerium für Kultus, Jugend und Sport Baden-Württemberg (2008), S. 2.
[37] Vgl. Ministerium für Kultus, Jugend und Sport Baden-Württemberg (2008), S. 3.

mengefasst worden. Die vorliegende Arbeit zielt insbesondere auf Punkt 4 des Curriculums ab: Gesundheitsbewusstsein entwickeln, Fitness verbessern. Lernziele dieser Unterrichtseinheit sind die Erhaltung und Verbesserung der allgemeinen Fitness der Schülerinnen und Schüler. Ihnen wird der Begriff Gesundheit verdeutlicht und Kenntnisse einer gesundheitlichen Lebensführung vermittelt. Überdies erkennen sie gesundheitliche Risiken, lernen Bewegungen funktionsgerecht auszuführen und lernen sich auf intensive Belastungen vorzubereiten.

Die Zielsetzungen des Lehrplans „Berufliches Gymnasium der sechs- und dreijährigen Aufbauform von 2003 Baden-Württemberg" werden in der vorliegenden Unterrichtseinheit somit erfüllt.

3.2.2 Themenwahl und Themenbegrenzung

Das Themengebiet „Gesundheitsbewusstsein entwickeln, Fitness verbessern" wurde gewählt, da es in Zukunft einen zentralen Punkt im Lehrplan einnehmen wird. Es ist darauf hinzuweisen, dass die allgemeine Fitness nicht Gegenstand dieser Arbeit sein wird. Vielmehr wird der Teilbereich Kraft behandelt werden. Die Bereiche Kondition, Schnelligkeit, Koordination und Beweglichkeit sollen in dieser Unterrichtseinheit vorerst nicht thematisiert werden.

Der in dieser Arbeit geschilderte Ansatz könnte Auswirkungen auf die Durchführung zukünftiger Sportunterrichtsstunden haben. Bedenkt man, dass die positiven Effekte verletzungspräventiver Arbeit am größten sind, wenn damit im Jugendalter begonnen wird, lassen sich mögliche Konsequenzen – gerade auch im Hinblick auf die steigenden Kosten im Gesundheitssystem – erahnen.

3.2.3 Lernziele

Die Lernziele der Unterrichtseinheit „Sportartspezifische Verletzungsprophylaxe im Sportunterricht am Beispiel Fußball" können klar definiert und in psychomotorische, kognitive und sozial-affektive Bereiche unterteilt werden.

Im psychomotorischen Bereich soll vorrangig die allgemeine Kraftleistung der Oberschenkelmuskulatur gestärkt werden. Die Schülerinnen sollen ihre Muskeln trainieren und ihre Muskelkraft dadurch verbessern, indem sie verschiedene Kräftigungsübungen mit und ohne Zusatzgewichte durchführen. Weiterhin ist die Verbesserung der koordinativen Fähigkeiten, speziell der Geschicklichkeit und Beweglichkeit, sowie die Wahrnehmung verschiedener Muskeln ein psychomotorisches Lernziel dieser Einheit. Ferner sollen die Schülerinnen differente Körper- und Bewegungserfahrungen sammeln.

Kognitive Lernziele dieser Einheit sind das Erlernen und das Einordnen verschiedener Kräftigungsübungen. Außerdem lernen die Schülerinnen, Aufwärmteile selbstständig durchzuführen. Sie sollen wissen, welche Muskelgruppen bei welchen Übungen angesprochen werden. Außerdem sollen sie diese benennen können. Überdies lernen die Schülerinnen ihre Leistungsfähigkeit einzuschätzen und ihren Körper zu beanspruchen. Des Weiteren erlernen sie die technisch korrekte Ausführung der jeweiligen Übungen, erkennen Fehler bei der Durchführung der Kraftübungen ihrer Partnerin und können dieser Korrekturhinweise geben. Die Schülerinnen sollen nach der Unterrichtseinheit die Grundregeln und Sicherheitsaspekte für die Durchführung eines Krafttrainings beherrschen und ihr eigenes Krafttraining der Oberschenkelmuskulatur entwickeln und durchführen können. Sie sollen in der Lage sein, verletzungsprophylaktische Bedeutungen des Krafttrainings auf ihre Physis zu verstehen. Zu guter Letzt sollen sie die präventive Nützlichkeit des Krafttrainings auf ihre Psyche erleben und isokinetische Trainings- und Testverfahren kennen lernen.

Sozial-affektive Lernziele dieser Unterrichtseinheit sind unter anderem die Motivation für sportliche Betätigung, vor allem am Krafttraining. Die Schülerinnen sollen in der Lage sein, verantwortungsvoll mit ihren Mitschülerinnen und den Trainingsgeräten umzugehen, (Sicherheits-) Anweisungen des Lehrers zu befolgen, Kritikfähigkeit durch Korrekturen zu erlernen und die Kooperationsfähigkeit durch das Training mit einem Partner zu schulen. Sie lernen Regeln zu akzeptieren, einzuhalten und ihre Mitschülerinnen zu respektieren. Sie sollen sich an eigenen Trainingserfolgen und Trainingserfolgen ihrer Mitschülerinnen erfreuen und Leistungsunterschiede in der Gruppe anerkennen können. Ferner sollen die Schülerinnen dazu fähig sein, ihre Klassenkameradinnen bei den Leistungsmessungen zu motivieren und erkennen, dass durch Trainingsfortschritte eine Steigerung des Selbstwertgefühls eintritt. Weiterhin soll den Schülerinnen durch den Schulsport bewusst werden, dass durch gezieltes und kontinuierliches Training Körper und Geist gesund gehalten werden kann. Durch diese Erkenntnis sollen die Jugendlichen eine intrinsische Motivation hinsichtlich lebensbegleitenden Sporttreibens entwickeln.

3.3 Methodische Überlegungen

In der Unterrichtseinheit „Sportartspezifische Verletzungsprophylaxe im Sportunterricht am Beispiel Fußball" war das primäre Ziel, den Schülerinnen die Bedeutung und Konsequenz sportlicher Aktivität auf den Körper und auf den Geist zu vermitteln. Der Fokus wurde nicht nur auf das Praktizieren von Kräftigungsübungen aus verletzungsprophylaktischen Gründen gelegt, sondern auch auf die Vermittlung von theoretischem Wissen. Methodisch wurde hierbei folgendermaßen vorgegangen:

Anfangs wurde mit den Schülerinnen über den Sinn von Krafttraining im Jugendalter diskutiert. Es folgte eine isokinetische Maximalkraftmessung der Oberschenkelmuskulatur an der Mooswaldklinik in Freiburg, welche valide, reliable und objektive Ergebnisse gewährleistete. Die Schülerinnen wurden über den Ablauf und den Zweck dieser Messung genau unterrichtet. Im Anschluss an die Eingangsmessung wurde der Ist-Zustand den Schülerinnen anhand ihrer jeweiligen Messwerte erklärt. Danach absolvierten die Schülerinnen über zehn Wochen hinweg zehn unterschiedlich ausgerichtete, oberschenkelspezifische Krafteinheiten. Jede Woche wurden ungefähr 35 Minuten der zwei Sportstunden für ein kurzes Aufwärmprogramm, gefolgt von Kräftigungsübungen der Oberschenkel und einem kurzen Dehnprogramm, verwendet. Diese Unterrichtseinheit richtet sich nach dem methodischen Prinzip „vom Leichten zum Schweren." Bei der Auswahl und Gestaltung der Übungen wurde zudem das Prinzip der progressiven Belastungssteigerung beachtet. Die gesamte Unterrichtseinheit fand in der großen und kleinen Sporthalle der MWS Freiburg statt.

Nach Beendigung der Unterrichtseinheit wurde eine Ausgangsmessung mit den Schülerinnen durchgeführt. Außerdem fand zeitgleich mit den Messungen der Interventionsgruppe eine Eingangs- und Ausgangsmessung der Kontrollgruppe statt. Auch diese wurde über den Sinn und Zweck dieser Messung und der damit verbundenen Unterrichtseinheit mit der Experimentalgruppe genau instruiert. Am Ende der Unterrichtseinheit wurde den Schülerinnen die Möglichkeit gegeben, die Unterrichtseinheit mit Hilfe einer Feedbackzielscheibe zu evaluieren.

3.4 Besondere Vorüberlegungen

Die Durchführung einer isokinetischen Maximalkraftmessung unterliegt gewissen Anforderungen hinsichtlich Organisation, Durchführung und Auswertung. Zuallererst musste Rücksprache mit der Schulleiterin der Max-Weber-Schule Freiburg, Frau Kaiser, und mit dem Fachleiter Sport am Staatlichen Seminar für Didaktik und Lehrerbildung in Freiburg, Herrn Emrich, über die geplante Unterrichtsdokumentation gehalten werden. Nachdem dies genehmigt wurde, folgte eine Anfrage bei den Verantwortlichen der Mooswaldklinik Freiburg bezüglich den mit der Dokumentation verbundenen isokinetischen Messungen. Da Florian Solleder[38] vor seinem Referendariat mehrere Jahre an der Mooswaldklinik Freiburg als Physiotherapeut gearbeitet hat, stellte dies kein großes Problem dar. Der Geschäftsführer der Mooswaldklinik, verlangte lediglich eine schriftliche Bestätigung der Schule über den Versicherungsschutz der an der Messung beteiligten Schüler.

Vor der ersten Maximalkraftmessung musste für die Experimental- und Kontrollgruppe jeweils ein Termin gefunden werden, an dem möglichst wenig Unterricht ausfallen musste. Der Eingangstest der Experimentalgruppe sollte an einem Dienstag erfolgen, da für die Schülerinnen hier ohnehin Sportunterricht auf dem Stundenplan stand. Die Kontrollgruppe wurde an einem Donnerstag gemessen, da diese immer donnerstags Sport hatten. Um einen möglichst reibungslosen Ablauf bei den Messungen zu gewährleisten, wurden die Schülerinnen und Schüler in Vierergruppen eingeteilt.[39] Weiterhin musste durch die Schulleiterin eine Freistellung der Schüler vom Unterricht eingeholt werden. Die betroffenen Lehrer wurden hierüber frühzeitig in Kenntnis gesetzt.

---

[38] Referendar an der Max-Weber-Schule Freiburg.
[39] Vgl. Anlage 3.

Vor der ersten Eingangsmessung erhielt der Versuchsleiter eine umfassende Einweisung am Isokinet[40] durch Florian Solleder. Weiterhin stellte sich ein Freund freundlicherweise zur Verfügung, um an ihm die für Maximalkraftmessungen notwendigen Einstellungen und Messungen am Isokinet zu üben. Weiterhin musste sich der Versuchsleiter mit der damit zusammenhängenden Software vertraut machen. Um einen reibungslosen Ablauf der Messungen sicherzustellen, mussten die persönlichen Daten (Name, Geburtsdatum, Gewicht, Geschlecht) vorab in den Computer des Isokinets eingegeben werden. Die Erziehungsberechtigten mussten weiterhin eine Einverständniserklärung über die Teilnahme an den Messungen unterschreiben.[41] In diesem Schreiben wurden die Eltern über den Ablauf und die Risiken des Tests in Kenntnis gesetzt. Alle Eltern gaben ihre Zustimmung zur Durchführung der isokinetischen Kraftdiagnostik. Genehmigungspflichtig war überdies die Fahrt zur Mooswaldklinik als Dienstreise. Aus versicherungstechnischen Gründen ist dies unbedingt erforderlich und wurde von der Schulleitung ohne Probleme genehmigt.

Um die Ergebnisse der Ausgangsmessung objektiv bewerten zu können, musste eine Vergleichsgruppe gefunden und gebildet werden. Diese setzte sich aus 16 Schülern der Parallelklasse (WGE4) zusammen. Die Kontrollgruppe nahm ebenfalls an den beiden isokinetischen Maximalkraftmessungen der Oberschenkel teil. Allerdings erfuhren sie keine Intervention. Sie wurden darauf hingewiesen, ihr Sportverhalten „normal" fortzusetzen. Der Transfer der Schüler zur Mooswaldklinik Freiburg stellte kein Problem dar. Die Mooswaldklinik ist mit dem Bus sehr gut erreichbar. Deshalb wurden die Schülerinnen und Schüler dazu angehalten, die öffentlichen Verkehrsmittel für die Anreise zu benutzen.

---

[40] Hierbei handelte es sich um das Modell IsoMed 2000.
[41] Vgl. Anlage 1.

4 Unterrichtspraktische Umsetzung

4.1 Verlaufsplanung

Der vom Prüfungsamt vorgegebene Zeitraum für die Unterrichtsdokumentation ist in der Regel auf sechs bis acht aufeinanderfolgende Unterrichtsstunden ausgelegt. Da dieser Zeitraum für eine messbare Verbesserung der Maximalkraft der Oberschenkelmuskulatur zu kurz ist, war es von Nöten, eine Verlängerung des Dokumentationszeitraumes genehmigt zu bekommen. Da die Dokumentationsarbeit über die Unterrichtseinheiten kurz nach den Weihnachtsferien abgegeben werden muss (17.01.2011), blieb nur der Zeitraum von der ersten Woche nach den Sommerferien (14.09.2010) bis zur letzten Schulwoche vor den Weihnachtsferien (21.12.2010).[42] Eine Verlängerung des Dokumentationszeitraumes wurde vom Prüfungsamt auf Anfrage bewilligt.

Eine messbare Kraftzunahme der Oberschenkelmuskulatur ist nur durch regelmäßiges Training zu erwarten. Deshalb wurden jeweils 35 Minuten der wöchentlich stattfindenden 90-minütigen Sportstunde hierfür verwendet. Auf die restlichen Stundeninhalte wird in dieser Arbeit nicht eingegangen.

Jede der zehn gehaltenen Stunden bestand aus einer kurzen Aufwärmphase. Diese wurde in den ersten beiden Stunden von der Lehrkraft durchgeführt. Ab der dritten Stunde mussten einzelne Schülerinnen Teile der Aufwärmungsphasen eigenständig anleiten. Die Lehrkraft stand den Schülerinnen hierbei unterstützend zur Seite. Nach der fünften Stunde wurde der Aufwärmteil von jeweils drei Schülerinnen durchgeführt. Es wurde von der Lehrkraft darauf geachtet, dass die Schülerinnen zum einen ihr Herz-Kreislauf-System aktivieren, um in dem darauf folgenden Krafttraining maximal belastbar zu sein. Zum anderen war es dem Versuchsleiter wichtig, dass der Fokus auf die im Hauptteil beanspruchten Muskelgruppen gelegt wurde. Der Hauptteil der Stunden bestand immer aus einem 25-minütigen Krafttraining. Wesentlich war insbesondere die korrekte Ausführung der einzelnen Übungen. Da bei Wettkampfformen gerade im Krafttraining mit Fehlhaltungen und hieraus resultierenden Fehlbelastungen zu rechnen ist, wurde hierauf in diesem Teil der Stunden verzichtet. Nach den intensiven Belastungsphasen erfolgte immer ein kurzes Dehnprogramm, um Muskelverkürzungen entgegenzuwirken. Da es verschiedene Dehnmethoden gibt und „bis heute empirisch [...] nicht eindeutig nachgewiesen werden konnte, welche Methode die besten Resultate liefert"[43], wurden die verschiedenen Methoden variiert. Auch hier war es dem Versuchsleiter wichtig, dass beide Körperseiten gedehnt wurden und das Dehnen langsam und kontrolliert stattfand.

---

[42] Vgl. Tabelle 1.
[43] Boeck-Behrens (2000), S. 76.

Tabelle 1: Tabellarischer Stundenverlauf über den Dokumentationszeitraum

Stunde	Datum	Dauer in Minuten	Inhalt	Materialien
1	14.09.2010	45	Theorie (Einführung in das Thema)	Datenblatt
2	21.09.2010	480	Eingangsmessung EG	Isokinet (IsoMed 2000)
3	23.09.2010	450	Eingangsmessung KG	Isokinet (IsoMed 2000)
4	28.09.2010	60	Theorie (Besprechung der Messergebnisse), Oberschenkeltraining I	Niedersprungmatten, Stoppuhr
5	05.10.2010	35	Oberschenkeltraining II	Gymnastikmatten, Stoppuhr
6	12.10.2010	30	Selbstständiges Training (wegen BFW Projekttagen „Iss dich fit und schlau")	Arbeitsblatt mit Trainingsanweisungen
7	19.10.2010	35	Oberschenkeltraining III	Gymnastikmatten, Stoppuhr
8	26.10.2010	35	Oberschenkeltraining IV	Langbänke, Niedersprungmatten, Stoppuhr
9	09.11.2010	35	Oberschenkeltraining V	Gymnastikmatten, Medizinbälle, Stoppuhr
10	16.11.2010	35	Oberschenkeltraining VI	Fernseher, DVD: Core Fusion - Thighs & Glutes, Stühle, Handtücher
11	23.11.2010	35	Oberschenkeltraining VII	Gymnastikmatten, Langbänke, Medizinbälle, Kurzhanteln, Stoppuhr
12	30.11.2010	35	Oberschenkeltraining VIII	Zirkeltraining: Langhantel, Kurzhanteln, Thera-Bänder, kleine Kästen, große Kästen, Langbänke, Stoppuhr
13	07.12.2010	35	Oberschenkeltraining IX	Gymnastikmatten, Medizinbälle, Kurzhanteln, Langhanteln, Stoppuhr
14	14.12.2010	35	Oberschenkeltraining X	Zirkeltraining: Medizinbälle, kleine Kästen, große Kästen, Langbänke, Kurzhanteln, Thera-Bänder, Gymnastikmatten, Stoppuhrr
15	16.12.2010	450	Ausgangsmessung KG	Isokinet (IsoMed 2000)
16	21.12.2010	450	Ausgangsmessung EG	Isokinet (IsoMed 2000)
17	11.01.2011	45	Bekanntgabe der Ergebnisse, Einholung eines Feedbacks	Datenblatt

Vor der Eingangsmessung und dem ersten Oberschenkeltraining wurden den Schülerinnen die Hintergründe der bevorstehenden Unterrichtseinheit erklärt. Es wurden theoretische Grundlagen über die mit der Unterrichtseinheit in Verbindung stehenden Übungen, Grundkenntnisse über isokinetische Messverfahren und isokinetisches Training vermittelt. Gewonnenen Erkenntnisse und die Ergebnisse der Ausgangsmessungen wurden den Schülerinnen nach den Weihnachtsferien bekannt gegeben. Außerdem wurde ein Feedback in Form einer Feedback-Zielscheibe eingeholt.[44]

4.2 Durchführung der Unterrichtseinheiten

Da ein Kraftzuwachs der Oberschenkelmuskulatur in vier Doppelstunden nicht ausreichend erzielt werden kann, wurde die Länge des Trainings und Messzeitraums wie oben bereits beschrieben auf zwölf Wochen veranschlagt. Zu Stundenbeginn wurden verschiedene Übungen zur Stärkung der Oberschenkelmuskulatur durchgeführt. Die Intensität der Übungen wurde im Verlauf der zwölf Wochen durch verschiedene Übungen kontinuierlich gesteigert (Prinzip der progressiven Belastung). Um die Schülerinnen zu motivieren, wurde viel Wert auf ein abwechslungsreiches Krafttraining gelegt. Nachfolgend werden die Einführung in das Thema, die Durchführung der Ein- und Ausgangsmessungen und die oberschenkelspezifischen Trainingseinheiten abgehandelt. Da vor allem die Reflexion der Ergebnisse einen wichtigen Stellenwert in der Abhandlung dieser Unterrichtsdokumentation[45] einnimmt, wurde der Umfang der Durchführungsbeschreibung reduziert.

4.2.1 Einführung in das Thema

Die erste Unterrichtsstunde im Dokumentationszeitraum beschränkte sich auf die Vermittlung theoretischer Grundlagen. Den Schülerinnen wurde der aktuelle Forschungsstand hinsichtlich Kreuzbandverletzungen am Beispiel Fußball vereinfacht dargestellt. Ihnen wurde weiterhin die Notwendigkeit von verletzungsprophylaktischem Training vermittelt. Auch wurden sie über die Möglichkeiten von reliablen Kraftmessungen aufgeklärt. Als der Ablauf der Unterrichtseinheit von der Lehrperson vorgestellt wurde, zeigten die Schülerinnen großes Interesse. Sie hörten aufmerksam zu und zeigten reges Interesse an isokinetischen Messverfahren. Sie waren begeistert, Teil einer neuen Studie zu sein. Außerdem waren sie erfreut, an Ein- und Ausgangsmessungen an der Mooswaldklinik teilnehmen zu dürfen.

Die männliche Kontrollgruppe wurde von Florian Solleder im Parallelkurs (WGE4 Jungen) ebenso in das Thema eingewiesen.

4.2.2 Durchführung der Eingangsmessungen der Experimentalgruppe

Nach der Einführung in das Thema wurden alle Probanden der Experimentalgruppe (n = 15) an der Mooswaldklinik Freiburg einer isokinetischen Messung der Oberschenkelmuskulatur unterzogen. Parallel hierzu fungierte die Interventionsgruppe als Kontrollgruppe für die Dokumentationsarbeit „Wirbelsäulenprävention zur Steigerung der funktionellen Fitness im Sportunterricht einer

---
[44] Vgl. Anlage 6.
[45] Vgl. Punkt 5. Reflexion der Ergebnisse.

elften Klasse im WG" von Florian Solleder, worauf hier jedoch nicht weiter eingegangen werden soll.

Die Probandinnen wurden in vier Gruppen aufgeteilt, um einen reibungslosen Ablauf der Messungen zu gewährleisten.[46] Zudem sollte der normale Betrieb im Rehabilitationszentrum der Mooswaldklinik nicht durch die Anwesenheit zu vieler Schülerinnen gestört werden. Vor der eigentlichen Messung mussten sich die Probandinnen zehn Minuten lang mit Steppern oder Cadio-Trainern aufwärmen, um das Verletzungsrisiko während der Maximalkraftmessungen zu minimieren (siehe Abb. 1). Während der Aufwärmphase wurden vom Versuchsleiter relevante Daten[47] der Schülerinnen in den Computer des IsoMed 2000 eingegeben.

Im Anschluss wurde jede Schülerin genauestens vom Versuchsleiter in den Ablauf der isokinetischen Messung eingewiesen. Weiterhin musste für jede Probandin die Einstellungen am Isokineten individuell vorgenommen werden. Hier wurde dem Versuchsleiter sehr genaues Arbeiten abverlangt, um bei der bevorstehenden Messung valide und reliable Messdaten zu erhalten.

Genauer Ablauf des isokinetischen Tests

Der isokinetische Test wurde mit einer Winkelgeschwindigkeit von 60°/sec durchgeführt.[48] Bei allen Probandinnen wurden drei Sätze mit jeweils fünf Wiederholungen je Seite angesetzt. Zwischen den Sätzen wurde jeweils eine Pause von 60 Sekunden veranschlagt. Vor der eigentlichen Messung wurde die Korrektheit der Einstellungen überprüft. Hier wurde die Winkelgeschwindigkeit auf 120°/sec erhöht, um einer vorhergehenden Ermüdung entgegenzuwirken.

Bei den Messungen war das erzielte Ergebnis des maximalen Drehmomentes entscheidend. Dies stellt den höchsten Wert dar, der bei einer Kraft-Winkel-Kurve auftritt. Da nicht nur die Winkelstellung, sondern auch die Kontraktionsgeschwindigkeit die Höhe des Drehmomentes bestimmt, war es wichtig, dass die Winkelgeschwindigkeit der Eingangsmessungen gleich war, wie die der bevorstehenden Ausgangsmessungen. Neben dem maximalen Drehmoment wurde außerdem die verrichtete Arbeit der Oberschenkel in allen Winkelstellungen berechnet. Hierauf wird in Kapitel 5 (Reflexion der Ergebnisse) genauer eingegangen.

Bei der Kraftdiagnostik war es außerordentlich wichtig, dass bei der Testung dem Versuchsleiter keine Fehler unterlaufen. Diese können sich nämlich durch unterschiedliche Konstellationen ergeben:

    1) Durch eine falsche Positionierung der Probandinnen können die gewünschten Bewegungen unter Umständen durch weitere Muskelgruppen unterstützt werden.

---

[46] Vgl. Anlage 3.
[47] Vor- und Nachname, Geburtsdatum, Körpergröße, Gewicht.
[48] Vgl. 2.5.1 *Der isokinetische Test*.

2) Durch die Verwendung von unterschiedlichen Einstellungen am Isokinet ist die Vergleichbarkeit des Vor- zum Endtest sehr eingeschränkt.

3) Durch mangelnde Mitarbeit der Probandinnen aufgrund von Schmerzzuständen oder Motivation können bei Messungen der Maximalkraft Fehler auftreten.[49]

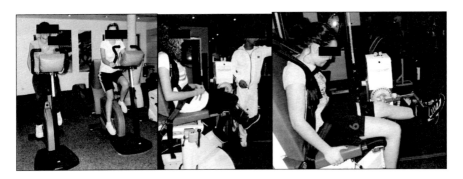

Abbildung 1: Aufwärmen und Messung der EG am 21.09.2010

Diesen Punkten wurde vom Versuchsleiter starke Beachtung geschenkt. Deshalb wurden zum einen die korrekten Sitzpositionen überprüft und die Einstellungen am Isokinet protokolliert. Zum anderen wurden die Probandinnen zu ihrem allgemeinen Gesundheitszustand befragt. Sie wurden ferner darauf hingewiesen, bei der Messung „alles zu geben".

Die bei den Messungen gewonnenen Daten wurden mit den Schülerinnen zu Beginn der vierten Stunde (Oberschenkeltraining I) besprochen.

4.2.3 Durchführung der Eingangsmessung der Kontrollgruppe

An der Messung nahmen ebenfalls 15 Probanden (Kontrollgruppe) teil. Auch sie wurden aus den oben genannten Gründen in vier Gruppen aufgeteilt. Der Ablauf des isokinetischen Tests unterschied sich nicht von dem der Interventionsgruppe. Der Messung ging eine zehn-minütige Aufwärmphase vor, gefolgt von einer cool-down Phase.

Die Vermittlung theoretische Grundlagen und die Besprechung der erzielten Ergebnisse erfolgte durch den Lehrer der Kontrollgruppe.

---

[49] Vgl. Felder (1999), S. 59.

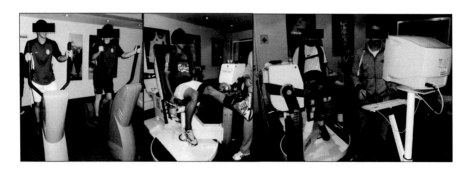

Abbildung 2: Aufwärmen und Messung der KG am 23.09.2010

4.2.4 Oberschenkeltraining I

Die vierte Stunde begann mit einem kurzen Theorieteil im Klassenzimmer. Die gewonnenen Messergebnisse wurden den Schülerinnen ausgehändigt. Die Messergebnisse einer Schülerin wurden exemplarisch am Tageslichtprojektor aufgelegt und den Schülerinnen erläutert. Äußerst interessiert stellten die Probandinnen themenspezifische Fragen, welche der Versuchsleiter diesen vereinfacht beantwortete. Die weitere Vorgehensweise der bis zu den Weihnachtsferien andauernden Unterrichtseinheit wurde mit den Schülerinnen besprochen. Nach dem Theorieteil folgte ein 35-minütiger Praxisteil in der Sporthalle der Max-Weber-Schule.

Wie breites oben erwähnt, sollte bei der Interventionsgruppe das Hauptaugenmerk auf die Verbesserung der Kraft der Oberschenkelmuskulatur (insbesondere der Hamstrings) gelegt werden. Deshalb wurden Übungen ausgewählt, die primär die ischiocrurale Muskulatur und die Quadriceps-Muskulatur beanspruchen. Da das Krafttraining lediglich mit den an der MWS zur Verfügung stehenden Gerätschaften abgehalten wurde, war es jedoch unvermeidbar, nur die oben erwähnten Muskelgruppen zu trainieren. Bei einigen Übungen wurden deshalb auch andere Muskelgruppen mittrainiert.

Der Praxisteil begann mit einer kurzen Aufwärmphase. Hier wurde das kardiopulmonale System aktiviert und die Schülerinnen auf die bevorstehenden Kräftigungsübungen vorbereitet. Wichtig war dem Versuchsleiter hier, dass die Aufwärmphase ausreichend und spezifisch durchgeführt wurde. Es wurden deshalb insbesondere diejenigen Körperteile aufgewärmt, die auch in der Belastungsphase beansprucht werden sollten. Dies führte zu einer Verbesserung der organischen, koordinativen und psychischen Leistungsbereitschaft. Außerdem sollten die Möglichkeiten von Verletzungen der Probandinnen minimiert werden.

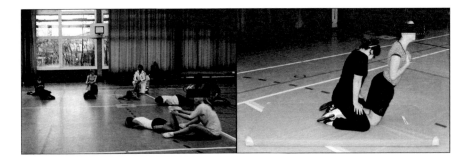

Abbildung 3: Ausschnitte der Stunde vom 05.10.2010

Im Hauptteil wurden Übungen ausgewählt bei der die Summe der durchschnittlichen EMG-Aktivität relativ gering war, beispielsweise Beinbeugen mit Auflage der Oberschenkel unter Zuhilfenahme eines Partners (vgl. Abb. 4), beidbeinige Kniebeugen ohne Zusatzgewichte mit einem Kniegelenkwinkel von 90°, Ausfallschritte, oder beidbeinige Fersendrücker mit einem Kniegelenkwinkel von 100°.[50]

Um die Schülerinnen zu motivieren, wurden im gesamten Dokumentationszeitraum während des Oberschenkeltrainings (Belastungsphase) verschiedene Musik-CDs einzelner Schülerinnen in angemessener Lautstärke abgespielt. Bei der Einführung neuer Übungen wurde die Musik mittels einer Fernbedienung pausiert, um die Konzentration der Probandinnen auf die richtige Ausführung der jeweiligen Übungen zu lenken. Nach der Belastungsphase folgte eine kurze Dehnungsphase. Hier sollte vor allem einer Muskelverkürzung entgegengewirkt werden. Nach erfolgter Dehnung war das 35-minütige Oberschenkeltraining beendet. Auf den restlichen Stundenverlauf soll in dieser Dokumentationseinheit nicht näher eingegangen werden.

4.2.5 Oberschenkeltraining II – X

Zu Beginn der zweiten Einheit wurde ein kurzes mündliches Feedback eingeholt. Die Schülerinnen berichteten allesamt, dass sie noch nie in ihrem Leben einen so starken Muskelkater in der Oberschenkelrückseite gehabt hätten. Interessanterweise war schon nach der dritten Trainingseinheit ein starker Rückgang muskulärer Ermüdungserscheinungen der trainierten Muskelgruppen und auch des Muskelkaters bei den Probandinnen zu beobachten. Diese Tatsache trug – neben der Methodenvielfalt – zur Motivation der Interventionsgruppe bei.

Die folgenden Stunden verliefen nach einem ähnlichen Muster wie die zweite Einheit. Die Stunden begannen immer mit einer kurzen Aufwärmphase. Es folgte eine Krafteinheit mit verschiedenen statischen und dynamischen Übungen. Im Sinne der progressiven Belastung wurde darauf geachtet, die Übungen von Stunde zu Stunde intensiver zu gestalten. Hierzu wurden Übungen

---

[50] Vgl. Boeck-Behrens, W. (2005), S. 245, 279.

ausgewählt, bei der die Summe der durchschnittlichen EMG-Aktivität von Mal zu Mal größer wurde. EMG-gestützte Übungsranglisten sind von Boeck-Behrens und Buskies in „Fitness-Krafttraining" aufgeführt.[51]

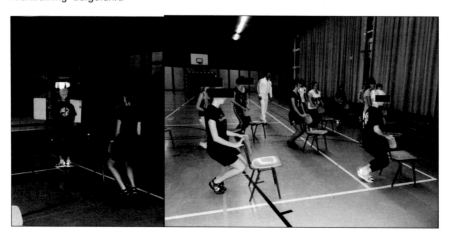

Abbildung 4: Ausschnitte der Stunde vom 16.11.2010

In der Einheit „Oberschenkeltraining VI" wurde mit den Probandinnen unter Zuhilfenahme eines Fitnessvideos die Oberschenkel trainiert (vgl. Abb. 5). Halfpapp und DeVito zeigen in „Exhale Core Fusion – Thighs & Glutes" abwechslungsreiche Übungen für die Oberschenkel, die auf die Schülerinnen sehr motivierend wirkten. Es handelte sich hierbei um zwei jeweils zehnminütige Videosequenzen, in denen die Hamstrings und Quadriceps trainiert wurden. Da das Fitnessvideo nur in englischer Sprache verfügbar war, wurde der Ton abgestellt und währenddessen eine Musik-CD einer Schülerin abgespielt. Den Schülerinnen wurden unterdessen Anweisungen zur korrekten Ausführung der Übungen gegeben.

Im Sinne der Progression wurden ab der neunten Stunde (Oberschenkeltraining V) vermehrt Zusatzgewichte für die jeweiligen Übungen verwendet. In der elften Stunde (Oberschenkeltraining VII) wurden beispielsweise Medizinbälle[52] und Kurzhanteln hierfür verwendet.

---

[51] Vgl. Boeck-Behrens, W. (2005), S. 242 ff.
[52] Vgl. Abb. 6.

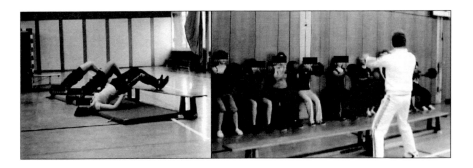

Abbildung 5: Ausschnitte der Stunde vom 23.11.2010

In der letzten Stunde vor den Ausgangsmessungen (Oberschenkeltraining X) wurde der zweite Fitnessparcours dieser Unterrichtseinheit durchgeführt. Beispielhaft sind vier der acht Stationen Abb. 6 zu entnehmen.

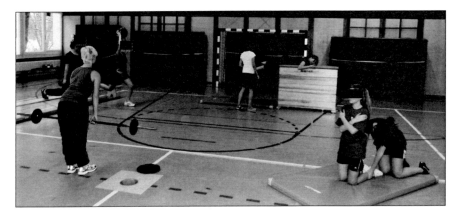

Abbildung 6: Ausschnitt der Stunde vom 14.12.2010

4.2.6 Durchführung der Ausgangsmessungen

Die Ausgangsmessungen fanden für die Kontrollgruppe am 16.12.2010 und für die Interventionsgruppe am 21.12.2010 statt. Die genauen Einstellungen am Isokinet mussten denen der Eingangsmessung entsprechen. Deshalb mussten für jede Probandin bzw. jeden Probanden vor jeder Messung die genauen Sitz- und Kraftabnehmer-Einstellungen individuell eingestellt werden. Die Daten hierzu konnten dem Computer des IsoMed 2000 entnommen werden. Der Ablauf der Ausgangsmessungen erfolgte ansonsten identisch wie die der Eingangsmessungen. Die Schülerinnen wurden darauf hingewiesen, die Messergebnisse in der ersten Sportstunde nach den Weihnachtsferien zu erhalten.

4.2.7 Besprechung der Messergebnisse und Feedbackeinholung

In der ersten Stunde nach den Weihnachtsferien wurden die Messergebnisse mit den Schülerinnen im Klassenzimmer besprochen. Jede Schülerin erhielt eine detaillierte Auflistung mit den Eingangs- und Ausgangswerten. Die Reaktionen auf die Ergebnisse waren überwältigend. Alle Schülerinnen waren stolz über die in so kurzer Zeit erreichten individuellen Erfolge. Die Probandinnen stellten inzidentelle Fragen zu den Messergebnissen, welche durch den Versuchsleiter beantwortet wurden. Die Schülerinnen äußerten den Wunsch, auch in Zukunft zu Stundenbeginn Krafttraining im Schulsport durchführen zu wollen. Es wird versucht, diesem Anliegen zumindest teilweise gerecht zu werden. Am Ende des Theorieteils wurde ein Feedback mittels einer Zielscheibe eingeholt (Anlage 6).

4.3 Besondere Vorkommnisse während der Durchführung

Der Sportunterricht am 12.10.2010 musste wegen den BFW-Projekttagen „Iss dich fit und iss dich schlau!" ausfallen. Aus diesem Grund wurde den Schülerinnen eine Woche davor ein „Arbeitsblatt" mit genauen Trainingsanweisungen mit nach Hause gegeben, um eine Trainingskontinuität zu garantieren. Alle auf dem Arbeitsblatt enthaltenen Übungen haben die Schülerinnen zu diesem Zeitpunkt bereits im Sportunterricht absolviert. Deshalb wurden die Probandinnen nur kurz hinsichtlich möglicher Fehlerquellen sensibilisiert. Am 19.10.2010 (Oberschenkeltraining III) wurde von den Schülerinnen ein kurzes mündliches Feedback eingeholt. Zwölf von fünfzehn Schülerinnen versicherten dem Versuchsleiter, die Übungen daheim durchgeführt zu haben.

Nur vier der fünfzehn Schülerinnen haben an jeder Trainingseinheit teilgenommen. Alle anderen Probandinnen waren mindestens einmal vom Sportunterricht befreit. Manche Schülerinnen verpassten bis zu drei Trainingseinheiten. Schenkt man dieser Tatsache Beachtung, werden die erzielten Ergebnisse der Messungen umso beeindruckender. Dies wird in Kapitel 5.1 (Auswertung und Bewertung der Messergebnisse) genauer diskutiert werden. Interessant ist weiterhin das Faktum, dass sich keine der Probandinnen während der dreimonatigen Unterrichtseinheit im Sportunterricht verletzt hat. Alle Probandinnen konnten an der Ausgangsmessung teilnehmen.

Bei der Kontrollgruppe waren bei den Ausgangsmessungen vier der fünfzehn Schüler krankgeschrieben. Ein Schüler hat am Tag der Messung verschlafen. Aus diesem Grund hat sich die Zahl der Kontrollgruppe auf zehn Schüler verringert.

5 Reflektion der Ergebnisse

Im Folgenden wird die Unterrichtseinheit „Sportartspezifische Verletzungsprophylaxe im Sportunterricht am Beispiel Fußball" reflektiert. Es werden zuerst die erzielten Ergebnisse bewertet, dann folgt eine Bewertung der Umsetzung der Unterrichtseinheit. Abschließend wird eine mögliche Weiterführung der Unterrichtseinheit als Projekt diskutiert.

5.1 Auswertung und Bewertung der Messergebnisse

Nachfolgend werden die Messergebnisse der isokinetischen Messungen ausgewertet und analysiert. Der Fokus wird hier vor allem auf die Interventionsgruppe gelegt.

5.1.1 Die Interventionsgruppe

Um aus den in der Stichprobe gewonnenen Werten Rückschlüsse auf die Gesamtpopulation ziehen zu können, wurde ein t-Test bei verbundenen Stichproben durchgeführt. Der anhand der Interventionsgruppe durchgeführte t-Test ist in Tabelle 2 dargestellt. Die Kraftzuwächse hinsichtlich des maximalen Drehmomentes (Drehmoment max.) sind sowohl für die Oberschenkelrückseite als auch für die Oberschenkelvorderseite für beide Beine signifikant[53]. Auch die maximale Arbeit (Joule max.) hat signifikante Zuwächse erfahren. Lediglich ein Parameter (Extention rechts) ist nicht signifikant. Statistische Signifikanz wird bereits bei kleinen Unterschieden zwischen zwei Gruppen erreicht, wenn die Population ausreichend groß ist. Die statistische Signifikanz (p-Wert) wird also von der Stichprobengröße beeinflusst.

---

[53] Der p-Wert von $p \leq .05$ bedeutet, dass mit einer Wahrscheinlichkeit von weniger als 5% der gemessene Unterschied zwischen der Eingangs- und Ausgangsmessung zufällig entstanden ist.

Tabelle 2: t-Test bei verbundenen Stichproben: Ein- und Ausgangsmessung der EG

	n	Mittelwert	Standardabweichung	t	df	Sig. (2-seitig)
pre Drehmoment max. Flex li in Nm – post Drehmoment max. Flex li in Nm	15	-10,867	9,380	-4,487	14	,001*
pre Drehmoment max. Flex re in Nm – post Drehmoment max. Flex re in Nm	15	-10,333	11,684	-3,425	14	,004*
pre Drehmoment max. Ext li in Nm – post Drehmoment max. Ext li in Nm	15	-13,867	15,806	-3,398	14	,004*
pre Drehmoment max. Ext re in Nm – post Drehmoment max. Ext re in Nm	15	-17,400	22,222	-3,033	14	,009*
pre Joule max. Flex li in Joule – post Joule max. Flex li in Joule	15	-12,067	12,389	-3,772	14	,002*
pre Joule max. Flex re in Joule – post Joule max. Flex re in Joule	15	-13,933	13,843	-3,898	14	,002*
pre Joule max. Ext li in Joule – post Joule max. Ext li in Joule	15	-14,133	14,564	-3,758	14	,002*
pre Joule max. Ext re in Joule – post Joule max. Ext re in Joule	15	-11,000	22,032	-1,934	14	,074

*p ≤ .05

Die Ergebnisse werden anhand von Balkendiagrammen nun noch einmal verdeutlicht (vgl. Abb. 7 und Abb. 8). Die erzielten Werte der Eingangsmessung sind anhand grüner Balken dargestellt, wohingegen die roten Balken die erzielten Werte der Ausgangsmessung darstellen. Signifikante Unterschiede sind mit einem Stern (*) gekennzeichnet:

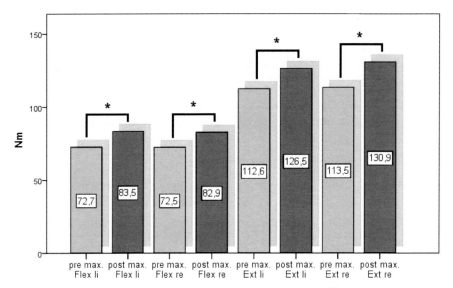

Abbildung 7: Mittelwerte der Eingangs- und Ausgangsmessung der EG[54]

Wie Abb. 7 zu entnehmen ist, haben alle Probandinnen signifikante Zuwächse hinsichtlich des maximalen Drehmoments in der ischiocruralen Muskulatur (Flex li und Flex re) und in der Quadricepsmuskulatur (Ext li und Ext re) in beiden Beinen erzielt.

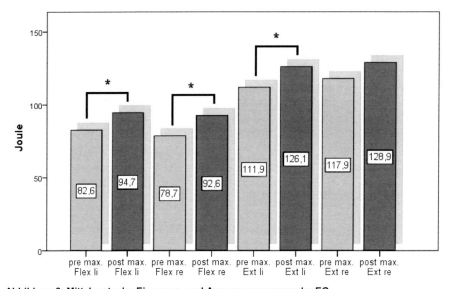

Abbildung 8: Mittelwerte der Eingangs- und Ausgangsmessung der EG

---

[54] Flex li = Flexion links; Flex re = Flexion rechts; Ext li = Extension links; Ext re = Extension rechts

Auch in der ischiocruralen Muskulatur erlangten die Probandinnen sowohl auf der linken als auch auf der rechten Beinseite signifikante Zuwächse bezüglich der maximalen Arbeit. Dies trifft auch auf die linke Oberschenkelvorderseite zu. Lediglich auf der rechten Oberschenkelvorderseite konnte kein signifikanter Zuwachs erreicht werden.

Aus diesen Resultaten wird ersichtlich, dass die Probandinnen durch das oberschenkelspezifische Krafttraining deutliche Kraftzuwächse, vor allem in der Oberschenkelrückseite, erreicht haben. Dies bestätigt, dass das dreimonatige verletzungsprophylaktische Training der Oberschenkelmuskulatur zu einer signifikanten Kraftzunahme geführt hat. Es kann davon ausgegangen werden, dass das Risiko von VKB-Verletzungen hierdurch verringert wurde.

5.1.2 Die Kontrollgruppe

Tabelle 3 zeigt, dass die Kontrollgruppe keine signifikanten Zuwächse erfahren hat. Aus Platzgründen wird auf eine Darstellung anhand von Balkendiagrammen verzichtet.

Tabelle 3: t-Test bei verbundenen Stichproben: Ein- und Ausgangsmessung der KG

	n	Mittelwert	Standardabweichung	t	df	Sig. (2-seitig)
pre Drehmoment max. Flex li in Nm – post Drehmoment max. Flex li in Nm	10	-10,900	16,749	-2,058	9	,070
pre Drehmoment max. Flex re in Nm – post Drehmoment max. Flex re in Nm	10	-7,200	18,359	-1,240	9	,246
pre Drehmoment max. Ext li in Nm – post Drehmoment max. Ext li in Nm	10	-10,100	27,882	-1,145	9	,282
pre Drehmoment max. Ext re in Nm – post Drehmoment max. Ext re in Nm	10	-7,800	19,159	-1,287	9	,230
pre Arbeit max. Flex li in Joule – post Arbeit max. Flex li in Joule	10	-9,400	19,693	-1,509	9	,165
pre Arbeit max. Flex re in Joule – post Arbeit max. Flex re in Joule	10	-16,700	18,209	-2,900	9	,118
pre Arbeit max. Ext li in Joule – post Arbeit max. Ext li in Joule	10	-19,500	31,071	-1,985	9	,078
pre Arbeit max. Ext re in Joule – post Arbeit max. Ext re in Joule	10	-8,700	21,510	-1,279	9	,233

5.2 Bewertung der Umsetzung der Unterrichtseinheit

Die Umsetzung der Unterrichtseinheit „Sportartspezifische Verletzungsprophylaxe im Sportunterricht am Beispiel Fußball" wird für den alltäglichen Sportunterricht in der vorliegenden Form nur sehr schwer umsetzbar sein. Grund hierfür ist vor allem der enorme Zeitaufwand, der durch die organisatorische Planung und die Durchführung der Messungen entsteht. Auch nimmt die Auswertung der Messergebnisse sehr viel Zeit in Anspruch.

Weiterhin sind isokinetische Messungen mit erheblichen Kosten verbunden. Eine einzige isokinetische Messung kostet in der Mooswaldklinik Freiburg 30 Euro. Bei 30 Eingangsmessungen und 25 Ausgangsmessungen entstehen demnach Kosten in Höhe von 1650 Euro. Da Florian Solleder einige Jahre an der Mooswaldklinik gearbeitet und den Versuchsleiter in die Durchführung der Messungen eingewiesen hat, konnten die Messungen ohne zusätzliche Hilfe getätigt werden. Aus diesen Gründen stellten die Verantwortlichen der Mooswaldklinik den Versuchsleitern diese Kosten freundlicherweise nicht in Rechnung. Die Anschaffung eines IsoMed 2000 wird aus finanziellen Gründen für Schulen nicht realisierbar sein.

Auf der Grundlage der gewonnenen Ergebnisse kann jedoch davon ausgegangen werden, dass ein ähnlich durchgeführtes Krafttraining der Oberschenkel bei anderen Klassen zu analoge Resultate führen wird. Deshalb werden erneute isokinetische Messungen nicht unbedingt von Nöten sein, würden jedoch sicherlich motivierend auf die Schülerinnen und Schüler Einfluss nehmen. Ein Lösungsvorschlag wäre beispielsweise die Zusammenarbeit mit einer Klinik, die solche Messungen durchführt und auswertet. Die Kapazitäten der Kliniken sind jedoch häufig begrenzt und Messungen mit anderen Probanden anderer Schularten (beispielsweise Schüler/Schülerinnen der Berufsfachschule) könnten zu Problemen werden. Gründe wären in etwa Unzuverlässigkeit, Unpünktlichkeit, sowie Disziplinlosigkeit, was ein solches Testverfahren unmöglich macht.

Außerdem dürfen die anfallenden Kosten für weitere Anfahrten und der Unterrichtsausfall in anderen Fächern aufgrund der zeitlich umfangreichen Messungen nicht außer Acht gelassen werden. Weiterhin ist eine kontinuierliche Durchführbarkeit des Oberschenkeltrainings aufgrund von Projekttagen und anderen schulischen Veranstaltungen gefährdet. Es hat sich jedoch gezeigt, dass signifikante Zuwächse erreicht wurden, obwohl die meisten Probandinnen zwei bis vier Mal den Sportunterricht im Dokumentationszeitraum versäumten.

Obwohl die Rahmenbedingungen für ein effektives Krafttraining im Schulbetrieb nicht sonderlich gut sind, konnten bei der Interventionsgruppe physiologische Anpassungserscheinungen nachgewiesen werden. Der spezifisch auf die Kraft durchgeführte Sportunterricht führte zu einem Rückgang des Bewegungsmangels der Jugendlichen. Ihre Fitness wurde verbessert und verletzungsprophylaktische Erfolge, insbesondere in Bezug auf VKB-Verletzungen in der Paradesportart Fußball, wurden erzielt.

5.3 Auswertung der Feedbackzielscheibe

In der 17. Stunde (vgl. Tabelle 1) wurden die Schülerinnen dazu angehalten, dem Versuchsleiter ein Feedback zu geben. Hierfür wurde die Methode einer Feedbackzielscheibe ausgewählt. Die Zielscheibe wurde in sechs Bereiche unterteilt. Jede Schülerin sollte in jeden der sechs Abschnitte jeweils einen Punkt anbringen. Je weiter der Punkt in der Mitte der Zielscheibe angebracht wurde, desto eher drückten sie ihre Zustimmung aus. Wie Anlage 6 zu entnehmen ist, haben die Schülerinnen Aussagen zur Unterrichtseinheit überwiegend positiv bewertet. Vor allem die isokinetischen Kraftmessungen stellten für die Schülerinnen einen Höhepunkt der Einheit dar. Durchaus erfreulich ist die positive Resonanz auf die Aussage „Ich möchte auch in Zukunft ein Krafttraining absolvieren". Es zeigt sich, dass durch den Sportunterricht die Motivation, auch zukünftig Sport zu treiben, geweckt oder verstärkt wurde.

Die Probanden äußerten nach dem durchgeführten Feedback den Wunsch, auch in Zukunft Krafttrainingseinheiten während des „normalen" Sportunterrichts zu absolvieren. Gerade im Hinblick auf die in Kapitel 2.1.1 beschriebene Studie von Knobloch & Martin-Schmitt liegt es nahe, das Krafttraining in Zukunft mit propriozeptivem Training zu kombinieren, um die Ergebnisse zu optimieren. Es wird versucht, dem Wunsch der Schülerinnen in den zukünftigen Sportstunden zumindest teilweise nachzukommen.

5.4 Weiterführung der Unterrichtseinheit als Projekt

Diese Unterrichtseinheit bildet einen kleinen Baustein des Großprojektes „Iss Dich fit und iss dich schlau!" der Max-Weber-Schule Freiburg. Mit dieser Einheit ist dieses Projekt nur teilweise abgeschlossen. Da die Max-Weber-Schule eine Elite-Schule des Sports ist, sind die verantwortlichen Lehrkräfte an einer gesunden Lebensweise der Schüler besonders interessiert. Deshalb wird in diversen Veranstaltungen auch in Zukunft neben der Konzentration, der Ausdauer, der Koordination und der Kraft auch der gesunden Ernährung viel Beachtung geschenkt werden.

Denkbar wäre auch die Anschaffung eines Isokinets nicht nur zu Mess- sondern auch zu Trainingszwecken, denn isokinetisches Training birgt einige Vorteile: über den gesamten Bewegungsbereich können maximale oder submaximale Widerstände eingestellt werden. Außerdem werden Überlastungen vermieden durch die ständigen Anpassungen der Widerstandsgebung am Gerät. Es erfolgen eine Verminderung des Drucks auf die Gelenkflächen und ein Rückgang der Spannung in den Bändern, den Sehnen und der Muskulatur. Zudem ermöglichen unterschiedliche Belastungsmodi die stufenweise kontrollierte Heranführung an aktive Bewegungsmuster und Muskelkontraktionen. Ein gleichzeitiges Training von Agonisten und Antagonisten ist möglich und die Parameter „Arbeit" und „Leistung" können aus der Kenntnis der genauen Wegstrecken und Zeitdauer berechnet werden und damit als Basis der Festlegung des Trainingsumfangs dienen.

Den Vorteilen stehen hohe Anschaffungskosten, ein relativ großer Zeitaufwand beim Training mehrerer Gelenke und Muskelgruppen, aufwendige Umbauarbeiten am Gerät selbst und die Tatsache, dass isokinetische Belastungsformen in alltäglichen und sportlichen Bewegungen nicht existieren, gegenüber.

6 Schlussbetrachtung

6.1 Kritik und Würdigung der eigenen Untersuchungsmethode

Jede Studie weist gewisse Stärken und Schwächen auf. Nachfolgend werden verschiedene Kritikpunkte aufgeführt und einige Verbesserungsvorschläge für zukünftige Untersuchungen mit Schülerinnen und Schülern gemacht:

(1) Die Studie wurde mit einer relativen geringen Anzahl von Versuchspersonen durchgeführt. 30 Schüler bestehend aus 15 Schülerinnen und 15 Schüler stellen ein geringes Quantum dar. Es sind deshalb weitere Untersuchungen mit einer größeren Stichprobe anzustreben. Außerdem wurde als Kontrollgruppe eine männliche Population gewählt. Optimal wäre hier die Auswahl einer weiblichen Kontrollgruppe.

(2) Weiterhin können falsche Messergebnisse durch die falschen Einstellungen der Sitzposition erlangt werden. Die Einstellungen wurden durch den Versuchsteilnehmer genau überprüft und nach bestem Wissen und Gewissen vorgenommen. Nichts desto trotz könnten sich hier Fehler einschleichen, welche die Messungen verfälschen. Ein zusätzlicher Versuchsleiter könnte bei zukünftigen Messungen unterstützend tätig werden um Fehler zu minimieren.

(3) Des Weiteren können Messergebnisse durch mangelnde Motivation der Probandinnen und Probanden verfälscht werden. Es wurde zwar darauf geachtet, dass die Versuchspersonen bei den Eingangs- und Ausgangsmessungen vom Versuchsteilnehmer und anderen Zuschauern nicht beeinflusst wurden, dies gelang jedoch nicht immer. Manchmal wurden einzelne Probanden durch Patienten der Mooswaldklinik oder Zuschauer abgelenkt. Ein speziell für Messungen eingerichteter „Testraum" könnte diese Einflussgrößen ausschalten.

(4) Ferner könnten Schmerzen einzelner Probanden zu falschen Messergebnissen geführt haben. Die Versuchsteilnehmer versicherten dem Versuchsleiter zwar allesamt, schmerzfrei zu sein, ob dies jedoch immer der Wahrheit entsprach konnte nicht überprüft werden.

(5) Einen möglichen Einfluss auf die Kraftzunahme könnte die Pubertät genommen haben. Auch besteht die Möglichkeit, dass der weitere Stundenverlauf der Sportstunden auf das Messergebnis Einfluss genommen hat. Es besteht außerdem die Eventualität, dass einzelne Probanden eine neue Sportarten begonnen oder alte aufgehört haben. Dem könnte bei zukünftigen Studien zusätzlich Beachtung geschenkt werden.

6.2 Ausblick

Die Auswertungen der isokinetischen Maximalkraftmessungen verdeutlichen, dass es dem Versuchsleiter gelungen ist, signifikante Kraftzuwächse bei den Schülerinnen, vor allem in der

Oberschenkelrückseite, zu erzielen. Verletzungsprophylaktische Erfolge sind demnach zu erwarten.

Eine Auswertung der Feedbackzielscheibe hat weiterhin gezeigt, dass die Schülerinnen in der Lage sind, eigenständig verletzungsprophylaktisches Krafttraining hinsichtlich Kreuzbandverletzungen durchzuführen. Außerdem wurde das Interesse am Krafttraining geweckt bzw. verstärkt. Die Schülerinnen haben ihre körperlichen Grenzen erfahren und Grundkenntnisse von isokinetischen Trainings- und Messverfahren erlangt.

Zusammenfassend kann gesagt werden, dass die Durchführung einer solchen Unterrichtseinheit zweckmäßig und unerlässlich ist. Die Art und Weise der Durchführung kann jedoch variiert werden. Dies liegt im Ermessen des jeweiligen Sportlehrers. Oftmals ist die Lehrkraft abhängig von diversen äußeren Faktoren, beispielsweise der Verfügbarkeit der notwendigen Materialien (Kurzhanteln, Langhanteln, etc.) und den Messutensilien (IsoMed 2000) für die Kraftmessungen.

Oberschenkelspezifisches Krafttraining wird nicht nur verletzungsprophylaktische Vorteile in der Paradesportart Fußball mit sich bringen, sondern auch in vielen anderen Sportarten, die ein erhöhtes Verletzungsrisiko des vorderen Kreuzbandes bergen. Dies trifft beispielsweise auf die Sportarten Ski Alpin, Handball und Basketball zu. Es ist zu hoffen, dass auch in Zukunft verletzungsprophylaktischen Maßnahmen, gerade auch im Hinblick auf die steigenden Kosten im deutschen Gesundheitssystem, im Sportunterricht Beachtung geschenkt wird.

Anhang

Anlage 1: Einverständniserklärung der Eltern

Sehr geehrte Eltern,

Übergewicht, Rückenschmerzen, metabolische Problematiken (z.B. Diabetes Mellitus) treten zunehmend auch im Jugendalter auf. Ursächlich hierfür sind unter anderem falsche Ernährung und Bewegungsmangel. Der Schulsport hat hier die Chance und Verpflichtung vor allem auf letzteren Faktor Einfluss zu nehmen.

Auch vor dem Hintergrund, dass die Max-Weber-Schule eine Eliteschule des Sports ist, möchten wir Sportlehrer mit Hilfe wissenschaftlich valider Messverfahren zeigen, dass Gesundheitsfürsorge im Schulsport möglich ist. Aus diesem Grund wollen wir mit Ihren Kindern drei Monate lang ein verstärkt auf Wirbelsäulenprophylaxe, sowie auf die Prophylaxe von schweren Knieverletzungen (insbesondere der Ruptur des vorderen Kreuzbandes) ausgerichtetes Training durchführen.

Statistisch gesehen ist so gut wie jeder Mensch mindestens einmal im Laufe seines Lebens von einer mehr oder weniger schweren Rückenproblematik betroffen.
Die Ruptur des vorderen Kreuzbandes zählt zu den häufigsten Verletzungen in den schnellkraftbetonten Ballsportarten (Fußball, Volleyball, Handball, Basketball) und im Schneesport.
Aktuelle Forschungsergebnisse zeigen, dass funktionelles Krafttraining in beiden Bereichen verletzungsprophylaktische und präventive Wirkung hat. Hier sehen wir die Möglichkeit einer positiven Einflussnahme im Schulsport.

Zu Beginn und zum Ende der Trainingsphase wollen wir mit Ihren Kindern eine isokinetische Kraftdiagnostik der knieverspannenden Muskelgruppen, sowie eine isometrische Kraftmessung der Rumpfmuskulatur durchführen. Beide Untersuchungen würden in dem renommierten Rehabilitationszentrum der Mooswaldklinik Freiburg erfolgen. Die Durchführung der Messungen würde im Rahmen einer schulischen Veranstaltung erfolgen.

Besondere gesundheitliche Risiken würden Ihren Kindern hierdurch nicht entstehen. Es gibt aber folgende Ausschlusskriterien für die Teilnahme an den Kraftmessungen:

1. Vorliegen einer operativ versorgten Ruptur des vorderen Kreuzbandes innerhalb der letzten sechs Monate.

1. Vorliegen eines operativ oder konservativ versorgten Bandscheibenvorfalls innerhalb der letzten sechs Monate.

Durch die Messungen erhielten wir objektive Aussagen über die Wirksamkeit der von uns durchgeführten Trainingsmethoden. Die Schüler würden Ausdruck und Interpretation der gewonnenen Messergebnisse, sowie eventuell notwendige weitere Trainingsempfehlungen ausgehändigt bekommen.

Für Rückfragen stehen wir Ihnen gerne zur Verfügung ███████████

Mit freundlichen Grüßen,
die Sportlehrer der Max-Weber-Schule

D. Lorenz, F. Solleder

Ich / wir sind mit der Teilnahme unseres Sohnes / unserer Tochter an der Studie einverstanden.

Name des Schülers / der Schülerin: _____

Freiburg, den _____ Unterschrift: _____

Anlage 2: Hausaufgaben WGE3 für den 12.10.2010

Liebe Schülerinnen der WGE3,

wie ihr wisst, macht ihr an einer bislang noch nie dagewesenen wissenschaftlichen Studie mit. Da kommenden Dienstag (12.10.2010) der Sportunterricht wegen der Projekttage der BFW ausfallen muss, bitte ich euch innerhalb der nächsten Woche folgende Übungen eigenständig durchzuführen. Es ist wirklich sehr wichtig, dass ihr das Training nicht ausfallen lasst, da unser Messergebnis sonst verfälscht wird.

Vielen Dank und frohes Trainieren,

Euer Sportlehrer

Übung 1)
3 Wiederholungen, jeweils 30 Sekunden halten. Wenn ihr es schafft, versucht abwechselnd das rechte und das linke Bein auszustrecken und nur auf einem Bein an der Wand zu sitzen.

Übung 2)
Ohne oder mit Gewichten mit tiefen Schritten laufen. Am tiefsten Punkt 2 Sekunden innehalten.
10 tiefe Schritte links und rechts ausführen.
3 Mal das Ganze wiederholen.

Übung 3)
Mit einem Partner langsam den Oberkörper nach vorne beugen. Nicht in der Hüfte abknicken. Als Unterlage für die Knie könnt ihr ein Handtuch nehmen.

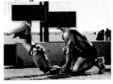

Übung 4)
Anstelle des Pezzi-Balls könnt ihr auch einen Stuhl nehmen.
Versucht die Position wie auf dem Foto 20 Sekunden zu halten. Wiederholt das Ganze 3 Mal.

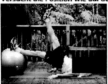

Übung 5)
Versucht die Position wie auf dem Bild einzunehmen und 30 Sekunden lang zu halten. Auch hier solltet ihr 3 Wiederholungen durchführen. Fortgeschrittene können versuchen ein Bein anzuheben.

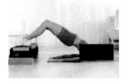

Übung 6)
Vierfüßerstand, Blick nach unten richten, Bauch anspannen, Rücken gerade halten. Ein Bein anheben und nach hinten wegstrecken. Position 30 Sekunden halten. Dann zum anderen Bein wechseln. Jeweils 3 Wiederholungen.

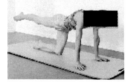

Übung 7)
Rückenlage, den gestreckten und gespannten Körper auf den Unterarmen abstützen. Das Gesäß darf nicht nach unten sinken. Position 30 Sekunden halten; 3 Wiederholungen.

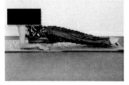

Anlage 3: Anschreiben an betroffene Kollegen

Freiburg, den 30.09.2010

Sehr geehrte Kolleginnen und Kollegen,

unten aufgeführte Schülerinnen und Schüler werden an den jeweiligen Terminen nicht vollständig an Ihrem Unterricht teilnehmen können. An den beiden Tagen finden Ausgangsmessungen im Rahmen zweier wissenschaftlichen Studien an der Mooswaldklinik in Freiburg statt. Die Schüler sind daran gehalten, spätestens eine Schulstunde nach der erfolgten Messung am Unterricht wieder teilzunehmen.

Eine Genehmigung von Frau Kaiser wurde bereits eingeholt.

Vielen Dank für Ihr Verständnis.

Mit freundlichen Grüßen,

Dominik Lorenz
Florian Solleder

Verteiler
Alg, Bkm, Blz, Bun, DP, Fin, Fun, Grim, Henn, Ka, Koe, Kre, Lop, Prö, Rb, Sd, Seb, Vei

		Isokinetische Kniemessung		Isometrische Rumpfmuskulaturmessung	
Donnerstag, 16.12.10	8.00h – 10.00h WGE4 WGE4 WGE4 WGE4 WGE4			8.00h – 10.00h WGE4 WGE4 WGE4 WGE4 WGE4	
	10.00h WGE4 WGE4 WGE4 WGE4			10.00h WGE4 WGE4 WGE4 WGE4	
	12.30 – WGE4 WGE4 WGE4 WGE4			12.30 – WGE4 WGE4 WGE4 WGE4	
	14.30 – WGE4 WGE4 WGE4			14.30 – WGE4 WGE4 WGE4	
Dienstag, 21.12.10	8.00h – WGE3 WGE3 WGE3 WGE3			8.00h – WGE3 WGE3 WGE3 WGE3	
	10.00h WGE3 WGE3 WGE3 WGE3			10.00h WGE3 WGE3 WGE3 WGE3	
	12.30 – WGE3 WGE3 WGE3 WGE3			12.30 – WGE3 WGE3 WGE3 WGE3	
	14.30 – WGE3 WGE3 WGE3 WGE3			14.30 – WGE3 WGE3 WGE3 WGE3	

Anlage 4: Genehmigung einer Dienstreise

GENEHMIGUNG EINER DIENSTREISE
- AUSSERUNTERRICHTLICHE VERANSTALTUNG -

Max-Weber-Schule
Fehrenbachallee
79106 Freiburg
Tel. 0761/201-7801, -7802
Fax 0761/28 38 68
E-Mail: Max-Weber-Schule@freiburger-schulen.bwl.de
Internet: www.Max-Weber-Schule.de

ANTRAG

Verantwortlicher Lehrer (Familienname, Vorname, Amts- bzw. Dienstbezeichnung): ███

1. Begleitperson (Familienname, Vorname, Amts- bzw. Dienstbezeichnung): ███

2. Begleitperson (Familienname, Vorname, Amts- bzw. Dienstbezeichnung): ███

Art der außerunterrichtlichen Veranstaltung	Veranstaltungsziel (Ort, Stadt, Land)	
Sportliche Kraftmessung	Mooswaldklinik Freiburg	
Beginn der Reise (Datum, Uhrzeit): 16.12.2010, 7⁰⁰	Ende der Reise (Datum, Uhrzeit): 16.12.2010, 17⁰⁰	Zahl der Aufenthaltstage: 1
Klasse, Klassenstufe, Kurs: WGE 4 (Jungs)	Zahl der teilnehmenden Schülerinnen: —	Zahl der teilnehmenden Schüler: 16

Ausflugsfahrten am Veranstaltungsziel (Besuch weiterer Städte usw.): —

Verkehrsmittel
☒ regelmäßig verkehrende Beförderungsmittel ☐ Sonstige Verkehrsmittel (Art, Gründe)
☐ Bus

Voraussichtliche Kosten für den verantwortlichen Lehrer und die Begleitpersonen unter Berücksichtigung von evtl. Freiplätzen und (Teil-)Verzichten auf Reisekostenvergütung

insgesamt .... 0 .... € - Mit diesem Betrag würden die Verfügungsmittel der Schule im lfd. Rechnungsjahr belastet -

30.11.2010
Datum — Unterschrift des verantwortlichen Lehrers

ERKLÄRUNGEN

Mir ist bekannt, dass ich einen Anspruch auf Reisekostenvergütung habe, auf den aber ganz oder teilweise verzichtet werden kann. Ferner ist mir bekannt, dass
1. ein solcher Verzicht von mir nicht erwartet wird,
2. eine Verzichts- oder Teilverzichtserklärung aber bei bereits verbrauchten Reisekostenmitteln die Veranstaltung ermöglichen kann,
3. auch in diesen Fällen Anspruch auf beamtenrechtliche Unfallfürsorge bzw. Unfallversicherungsschutz besteht.

In Kenntnis dieser Sachlage erkläre ich:

(verantwortlicher Lehrer)	(1. Begleitperson)	(2. Begleitperson)
☐ Ich werde die volle Reisekostenvergütung beantragen.	☐ Ich werde die volle Reisekostenvergütung beantragen.	☐ Ich werde die volle Reisekostenvergütung beantragen.
☐ Ich verzichte auf den .... € übersteigenden Betrag.	☐ Ich verzichte auf den .... € übersteigenden Betrag.	☐ Ich verzichte auf den .... € übersteigenden Betrag.
☒ Ich verzichte auf Reisekostenvergütung.	☒ Ich verzichte auf Reisekostenvergütung.	☐ Ich verzichte auf Reisekostenvergütung.
30.11.2010	30.11.2010	
Datum	Datum	Datum — Unterschrift

ENTSCHEIDUNG ÜBER DEN ANTRAG

☒ Die Dienstreise wird wie beantragt genehmigt.
☐ Die Dienstreise wird **nicht** genehmigt.
  Gründe: *(ggf. auf gesondertem Blatt)*

☐ Zurück an den Antragsteller zur Kenntnis und zum Anschluss an die Reisekostenrechnung.

Datum — Unterschrift der Schulleitung

Anlage 5: Isokinetische Eingangsmessung einer Schülerin (Interventionsgruppe)

Institut	Testsystem
Mooswald-Klinik An den Heilquellen 8 79111 Freiburg	IsoMed 2000 Hersteller: D&R FERSTL GmbH Sport- und Medizintechnik

Links / Rechts Vergleich

Patient :	Datum : 21.09.2010
Geb.-Datum :	Belastungsart : Isokinetik B1 kon. B2 kon.
Ident.-Nr. :	betroffenes Gel. :
Gewicht : 63 Kg	betroffene Seite :
Geschlecht : w	behand. Arzt :
Diagnose :	Schwerkraftkom. : Nein
	Therapeut : Lor
	Geschwindigkeit(T1) : 60°/60°/Sek. Flex/Ext
Kostenträger :	Geschwindigkeit(T2) : 60°/60°/Sek. Flex/Ext
Überweisung :	Uhrzeit : 15:59

Bewegung: Knie Flexion/Extension	Links (T1) Datum : 21.09.2010 Zeit : 7:37 Sätze : 3 Kal.Satz : 2	Rechts (T2) Datum : 21.09.2010 Zeit : 7:28 Sätze : 3 Kal.Satz : 2	T1/T2 % (T2/T1) %
Drehmoment max. Flex (Wdh): bei Winkel: Arbeit max. Flex (Wdh):	55 Nm (4) + 54 ° 58 J (4)	64 Nm (4) + 36 ° 60 J (4)	85.6 (116.9) % 96.7 (103.4) %
Drehmoment max. Ext (Wdh): bei Winkel: Arbeit max. Ext (Wdh):	121 Nm (4) + 43 ° 116 J (4)	116 Nm (4) + 35 ° 119 J (2)	104.5 (95.7) % 97.5 (102.6) %
Drehmoment max. d. Durchschnittsk. Flex Drehmoment max. d. Durchschnittsk. Ext	40 Nm 97 Nm	57 Nm 110 Nm	69.6 (143.7) % 88.2 (113.3) %
Drehmoment max. Flex/Ext (Ext /Flex): Arbeit max. Flex/Ext (Ext /Flex):	45.3 (220.7) % 50.0 (200.0) %	55.3 (180.7) % 50.4 (198.3) %	81.9 (122.1) % 99.2 (100.8) %
Drehmoment max. Flex /Gewicht: Drehmoment max. Ext /Gewicht:	0.87 Nm/Kg 1.92 Nm/Kg	1.02 Nm/Kg 1.84 Nm/Kg	85.6 (116.9) % 104.5 (95.7) %
Arbeit max. Flex /Gewicht: Arbeit max. Ext /Gewicht:	0.92 J/Kg 1.84 J/Kg	0.95 J/Kg 1.89 J/Kg	96.7 (103.4) % 97.5 (102.6) %
Arbeit durchschnitt Flex Arbeit durchschnitt Ext	43.6 J 89.0 J	54.3 J 113.0 J	80.3 (124.5) % 78.8 (127.0) %
Arbeit gesamt Flex: Arbeit gesamt Ext :	175 J 356 J	218 J 452 J	80.3 (124.6) % 78.8 (127.0) %
Leistung max. Flex (Wdh): Leistung max. Ext (Wdh):	36 W (4) 69 W (4)	39 W (4) 68 W (4)	92.3 (108.3) % 101.5 (98.6) %
Leistung durchschnitt Flex: Leistung durchschnitt Ext :	25 W 51 W	35 W 60 W	71.4 (140.0) % 85.0 (117.6) %
Bewegungsende 1: Bewegungsende 2: (Aufspannung)	+ 13 ° + 97 ° (84 °)	+ 13 ° + 93 ° (80 °)	105.0 (95.2) %
Anzahl Wiederholungen des Satzes: Kalkulierte Wiederholungen des Satzes:	5 Wdh. 2 - 5	5 Wdh. 2 - 5	

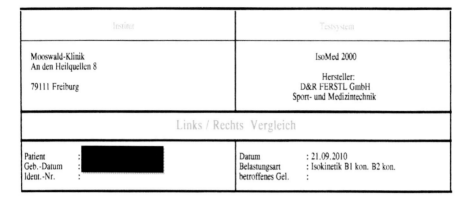

	Institut		Testsystem
Mooswald-Klinik An den Heilquellen 8 79111 Freiburg		IsoMed 2000 Hersteller: D&R FERSTL GmbH Sport- und Medizintechnik	
	Links / Rechts Vergleich		
Patient : Geb.-Datum : Ident.-Nr. :		Datum : 21.09.2010 Belastungsart : Isokinetik B1 kon. B2 kon. betroffenes Gel. :	

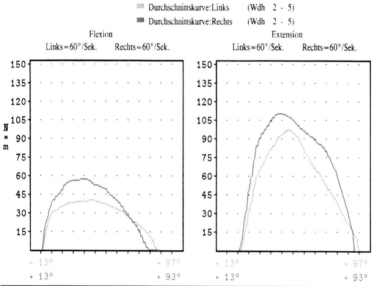

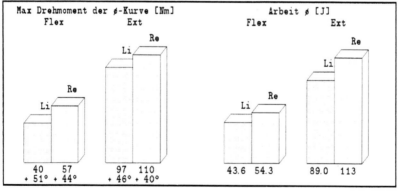

Anlage 6: Feedback-Zielscheibe

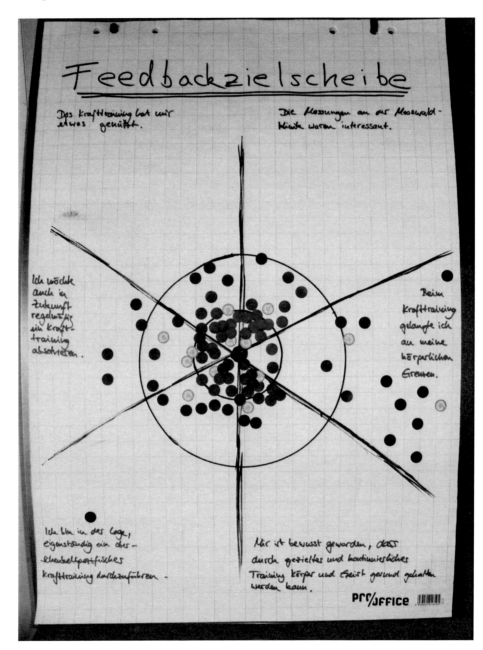

Literaturverzeichnis

AMERICAN COLLEGE OF SPORTS AND MEDICINE (1993). The prevention of sports injuries of children and adolescent. In: Medicine and Science in Sports and Exercise 25 (8), 1-7.

BOECKH-BEHRENS, W.-U. & BUSKIES, W. (2005). Fitness-Krafttraining. Die besten Übungen und Methoden für Sport und Gesundheit (9. Aufl.). Reinbek: Rowohlt Taschenbuch.

BOECKH-BEHRENS, W.-U. & BUSKIES, W. (2002). Gesundheitsorientiertes Fitnesstraining. Lüneburg: Wehdemeier & Pusch.

BOECKH-BEHRENS, W.-U. & BUSKIES, W. (2005). Fitness-Krafttraining. Die Besten Übungen und Methoden für Sport und Gesundheit. Reinbek: Rowohlt.

BRACKMANN, A. (2010). Isokinetik. Zugriff am 17. Oktober 2010 unter http://www.gzg-germering.de/therapie/sportu_bewegungstherapie/ isokinetik/isokinetik.php?PHPSESSID =6062f412af84ce0308586bd30617d724

DALICHAU, S. (2010). Der Einsatz der Isokinetik in der Therapie. Grundlagen für Training und Testung. Zugriff am 17. Oktober 2010 unter http://www.ipl-bremen.de/Universitat/Isokinetik.pdf

EHLENZ, H., GROSSER, M., ZIMMERMANN, E. (1991). Krafttraining (4., überarb. Aufl.). München: BLV.

EXHALE CORE FUSION – THIGHS & GLUTES. (2009). Prod. & Dir.James Wviner. Perf. Elizabeth Halfpapp, Fred DeVito. Acacia.

FAIGENBAUM, A., ZAICHKOWSKY, L., WESTCOTT, W., MICHELI, L., FEHLANDT, A. (1993). The effects of twice-a-week strength training program on children. In: Pediatric Exercise Science, 5, 339-346.

FELDER, H. & ROEMER, K. (1999). Isokinetik in Sport und Therapie. München: Pflaum.

FLECK, S., & KRAEMER, W. (1997). Designing Resistance Training Programs (2nd edition). Illinois: Human Kinetics.

FROBÖSE, I., NELLESSEN, G., WILKE, C. (2003). Training in der Therapie: Grundlagen und Praxis (2. Aufl.). München: Urban & Fischer.

FRÖHLICH, M., GIESING, J., STRACK, A. (2009). Kraft und Krafttraining bei Kinder und Jugendlichen – Schwerpunkt apparatives Krafttraining; theoretische Hintergründe, praktische Übungsauswahl, differenzierte Trainingspläne. Marburg: Tectum.

GEHRING, D. (2009). Kniegelenkskontrolle bei dynamischen Bewegungen – Einfluss von Geschlecht, Ermüdung und Equipment. Dissertation, Albert-Ludwigs-Universität Freiburg.

GEISLER, S., KNICKER, A., SCHIFFER, T. (2010). Einführung in das Krafttraining. Köln: Strauß.

HIPS THIGHS & BUTTOCKS. (1998). Prod. & Dir. Peter Pan. Perf. Denise Austin. Parade Video.

HÜNIG, R. (2007). Isokinetische Mess- und Trainingssysteme. Zur Veröffentlichung eingereicht.

KINDERMANN, W., JÜNGST, B.-K., PHILIPP, H., ROSENMEYER, B, ROST, R., SCHWENKMEZGER, P., ZIMMERMANN, E. (1993). Ein Vorschlag zur Definition des Begriffs Gesundheitssport. Sportwissenschaft 23 (2), 197-199.

KLEE, A. (2008). Circuit-Training und Fitness-Gymnastik (4., überarb. Aufl.). Schorndorf: Hofmann.

KNOBLOCH, K., MARTIN-SCHMITT, S. (2006). Verhinderung von schwerwiegenden Muskelverletzungen durch ein prospektives Propriozeptions- und Koordinationstraining im Frauenfußballsport. Leistungssport 1 (1), 26-29.

KRAEMER, W., ZATSIORSKY, V. (2008). Krafttraining: Praxis und Wissenschaft (3., überarb. Aufl.). Aachen: Meyer & Meyer.

LIEDERBACH, M., DILGEN, F., ROSE, D. (2008). Incidence of Anterior Cruciate Ligament Injuries among Elite Ballet and Modern Dancers: a 5-year prospective study. In: American Journal of Sports Medicine, 36, 1779-1788.

MINISTERIUM FÜR KULTUS, JUGEND UND SPORT BADEN-WÜRTTEMBERG (2008). Lehrplan für das Berufliche Gymnasium der sechs- und dreijährigen Aufbauform: Sport.

MEYER, G., FORD, K., BARBER FOSS, K, LIU, C., NICK, T., HEWETT, T. (2009). The relationship of hamstrings and quadriceps strength to anterior cruciate ligament injury in female athletes. In: Clinical Journal of Sport Medicine, 19 (1), 3-8.

NITSCH, M. (2010). Zugriff am 26. November 2010 unter http://www.medfuehrer.de/Orthopaeden-Unfallchirurgen-Rheuma/Krankheiten/Vorderer-Kreuzbandriss-Hintergrund.html

REUTER, K. (2003). Sanftes Krafttraining bei Kinder und Jugendlichen. Berlin: Mensch & Buch.

WEINECK, J. (2010). Optimales Training. Leistungsphysiologische Trainingslehre unter besonderer Berücksichtigung des Kinder- und Jugendtrainings (16., durchges. Aufl.). Balingen: Spitta.

ZATSIORSKY, V. & KREAMER, W. (2008). Krafttraining: Praxis und Wissenschaft (3., überarb. und erg. Aufl.). Aachen: Meyer & Meyer.

ZIMMERMANN, K. (2000). Gesundheitsorientiertes Muskelkrafttraining: Theorie – Empirie – Praxisorientierung. Schorndorf: Hofmann.

Dank

Sonja für das Korrekturlesen

Denise für die Hilfen beim Formatieren

Carlo als Versuchskaninchen für die erste Messung

Florian für die Einweisung am IsoMed 2000

Harald Seelig für die Hilfe mit SPSS

Kerstin Hauptmeier für die Unterstützung in der Mooswaldklinik

Rüdiger Wörnle für die Genehmigung der Messungen an der Mooswaldklinik

Veronika Kaiser für die Freistellung vom Unterricht für die jeweiligen Messungen

Armin Emrich für die Terminverlängerung und Genehmigung des Dokumentationsthemas

Frank Herrmann für Ideen und Hilfen bei der Durchführung der Unterrichtspraxis

Florian Gorgs für das Ausleihen seiner privat angeschafften Lang- und Kurzhanteln

Der Autor

Dominik Lorenz studierte Sportwissenschaft und Anglistik auf Magister, sowie Sport und Englisch auf Lehramt. Im Anschluss an das Erste Staatsexamen absolvierte er sein Referendariat und verfasste im Rahmen des Zweiten Staatsexamens die vorliegende Arbeit. Er arbeitet mittlerweile als Sport- und Englischlehrer an der Max-Weber-Schule in Freiburg.